Hoher Blutdruck Hypertonie Bluthochdruck behandeln mit Heilpflanzen (Phytotherapie) und Naturheilkunde

Robert Kopf

INHALTSVERZEICHNIS

VORWORT

Von Robert Kopf, Autor für Naturheilkunde und Heilpraktiker

Bluthochdruck gehört zu den großen Gesundheitsgefahren unserer Zeit. Er entwickelt sich schleichend und wird häufig nicht bemerkt, weil man sich erstaunlich wohl fühlt und Beschwerden erst spät auftreten. Eine Hypertonie kann einen Schlaganfall (Apoplekt), Herzinfarkt, Demenz, Herzschwäche, Augen- und Organschäden verursachen.

Hoher Blutdruck ist eine enorme Belastung für das Herz und die Arterien. Sie neigen zur Verkalkung und Verengung (Arteriosklerose). So verschlechtert sich auch die Durchblutung des Körpers. Arteriosklerose wiederum führt zur Hypertonie, also ein Teufelskreis.

Der Blutdruck ist abhängig von der Herzleistung und dem Widerstand der Blutgefäße. Er bewirkt die Zirkulation des Blutes durch den Körper. Man unterscheidet zwischen systolischem Blutdruck - der höchste Punkt der Druckkurve - und dem diastolischen Blutdruck - der niedrigste Punkt der Druckkurve.

Der obere Wert entsteht, wenn sich das Herz zusammenzieht und das Blut in den Kreislauf drückt. Der untere Wert entsteht, wenn sich das Herz ausdehnt und wieder mit Blut füllt. In dieser Phase kann sich das Herz auch erholen.

Bei körperlicher Anstrengung oder Aufregung steigt der Blutdruck an, während er in Ruhe sinkt. Ist der Blutdruck auch in Ruhe dauerhaft auf Werte über 140 mm Hg (oberer Wert) und über 90 mm Hg (unterer Wert) erhöht, spricht man von arterieller Hypertonie. Der ideale Wert wäre etwa 120/80 mmHg (mmHg = Millimeter Quecksilbersäule) im Ruhezustand.

Die Symptome eines Bluthochdrucks sind Schwindel, Kopfschmerzen, Ohrensausen, Nervosität, harter Puls, Herzklopfen, Herzstolpern, Herzstiche, Schlafstörungen, Sehstörungen, Schweißausbrüche, Kurzatmigkeit, nächtliches Schwitzen und Angstzustände.

Die Ursachen des Bluthochdrucks sind Erkrankungen der Nieren und Nebennieren, das Alter, psychische und erbliche Faktoren, Schlafmangel, Übergewicht, Stoffwechselerkrankungen, Arteriosklerose, Änderungen im Hormonhaushalt, Ernährungsfehler, hohe Blutfettwerte, Stress und Bewegungsmangel.

Eine Übersäuerung des Körpers ist die Ursache von vielen Erkrankungen. Sie führt zu Stoffwechsel- und Hormonstörungen und schwächt die Immunabwehr. Mit Übersäuerung ist eine Anhäufung von Säuren im Blut und Körpergewebe gemeint.

Sie ist meist die Folge von falscher Ernährung und einer ungesunden Lebensweise. Der Körper muß die entstandenen Säuren neutralisieren. Dies geschieht mit Hilfe basischer Mineralien (vor allem Kalzium), die den Mineralstoffdepots des Körpers entnommen werden. Eine Hypertonie kann die Folge sein.

Toxische Darmgase: Ein wichtiger Punkt ist die Überernährung. Die durch falsche Ernährung entstehende Schwäche der Verdauungsorgane vermindert die Aufnahme von Mineralstoffen, Spurenelementen und Vitaminen aus der Nahrung.

Wer nicht nur Falsches isst, sondern davon auch noch zuviel, bekommt Gärung und Fäulnis im Darm. Die dadurch entstehenden giftigen Gase belasten und übersäuern zusätzlich den gesamten Organismus. Ein intaktes Verdauungssystem dagegen beeinflusst den Stoffwechsel, das Immunsystem und die Gesundheit positiv.

Bei der naturheilkundlichen Behandlung des Bluthochdrucks dienen Entgiftungs- und Ausleitungstherapien der Stärkung von Herz und Kreislauf sowie der Kräftigung des Nerven-, Immun- und Hormonsystems.

Pflanzliche Zubereitungen regen den Magen und Darm, die Leber-Galle-Funktionen und Nieren an. Sie reinigen den Körper und scheiden die gelösten Stoffwechselschlacken, Säuren und Toxine über den Darm, die Harnwege, Lunge und Haut aus.

Zugleich sorgen sie für einen ausgeglichenen Säurebasenhaushalt - der Grundlage unserer Gesundheit sowie jeder Behandlung und Vorbeugung einer Hypertonie. Die Folge: Der Stoffwechsel und das Immunsystem werden gekräftigt, der Grundumsatz steigt und die Selbstheilungskräfte des Körpers werden aktiviert. Die naturheilkundliche Behandlung der Hypertonie entsäuert, mineralisiert und führt zu einer ausgeglichenen Lebensenergie.

Einleitend möchte ich Ihnen die in diesem Ratgeber vorgestellten Therapien zur Behandlung und Vorbeugung des Bluthochdrucks erläutern:

Die Pflanzenheilkunde (Phytotherapie) zur Behandlung und Vorbeugung einer Hypertonie

"Keine chemische Fabrik dieser Welt arbeitet so exakt und vollkommen wie eine einzige jener kleinen Pflanzen, die Dein Fuß achtlos zertritt". Pflanzen sind die ältesten Heilmittel der Menschheit. Das Wissen vieler Generationen ist in der Pflanzenheilkunde enthalten.

Die Phytotherapie ist auf allen Kontinenten und in allen Kulturen beheimatet. Mit ihren vielfältigen Anwendungsmöglichkeiten - zum Beispiel als Tee, Tabletten, Tropfen, Salben, Wickel, Bäder, ätherische Öle - ist die Pflanzenheilkunde eine der wichtigsten Therapien.

Warum sind Pflanzen bei der Behandlung eines hohen Blutdrucks heilkräftig? Weil sie Salze, Säuren, Vitamine, Öle und Nährstoffe enthalten. Diese wirken im Körper auflösend, ausscheidend, anregend, kräftigend und aufbauend. Sie verwandeln den kranken Zustand in einen gesunden.

Solche Pflanzenmineralstoffe sind vor allem Fluor, Jod, Kalium, Kalzium, Kohlenstoff, Chlor, Eisen, Schwefel, Phosphor, Magnesium, Natrium und Kieselsäure (Silizium). Heilpflanzen normalisieren den Stoffwechsel, stärken den Kreislauf und das Immunsystem.

Nur ein gut funktionierender Stoffwechsel sowie ein intaktes Hormon-, Nerven- und Immunsystem können eine Hypertonie verhindern.

Was von den Kräutern brauchbar und heilkräftig ist, wird von unseren Körpersäften aufgenommen und den Zellen zugeführt. Was aber unbrauchbar ist, wird durch die Nieren, Haut, Lunge und den Darm nach dem Verbrennungsprozeß ausgeschieden.

Heilkräuter in richtiger Form und Dosis genommen, beeinflussen in unserem Organismus den Blutdruck, die Durchblutung sowie das Nerven- und Hormonsystem sehr vorteilhaft.

Die Pflanzensalze vermitteln dem Körper die zur Abwehrsteigerung und zum Aufbau der verschiedenen Zellsubstanzen notwendige Energie. Sie lösen Heilblockaden, stärken die Selbstheilungskräfte, bewirken eine Steigerung der Lebenskraft und die Behebung von Schwächezuständen.

Holen Sie Ihre Heilkräuter in der Apotheke. Dort laufen diese unter dem Begriff "Medikament". Für Medikamente gelten strenge Vorschriften und Kontrollen bezüglich Zulassung, Inhaltsstoffen, Reinheit, Wirksamkeit und Verträglichkeit. Wer seine Heilkräuter lieber selbst sammelt, kann diese sofort frisch verwenden.

Die Aufbewahrung der Heilpflanzen: Hierfür müssen die Kräuter vorher getrocknet werden. Bekommen sie zuviel Licht, Wärme oder Feuchtigkeit, verflüchtigen sich die Wirkstoffe. Am Besten geeignet zur Lagerung ist ein Keramikbehälter mit einem Deckel, der locker aufliegt. Die Haltbarkeit der Heilkräuter beträgt maximal 1 Jahr. Danach haben sich die Wirkstoffe verflüchtigt.

Die Wasserheilkunde: Kneipptherapie - Mehr als Wassertreten

Lebenselixier Wasser - kalt belebt es, warm entspannt es. Wasser ist nach Kneipp eine der fünf Säulen der Gesundheit. Wie modern das alte Kneippsche Naturheilverfahren ist, erfährt man jetzt wieder in Kurkliniken und Wellnesshotels. Dort boomen die Therapien mit Wasser, Kräutern, Bewegung, gesunder Ernährung und Entspannungsübungen.

Die Therapien des schwäbischen Pfarrers aus Bad Wörishofen sind aber auch zu Hause möglich. Die Anwendungen wirken positiv auf Herz und Kreislauf, Nerven, Stoffwechsel, Hormon- und Immunsystem.

Der Pionier der Wassertherapie startete mit einem Selbstversuch. Er kurierte seine damals als unheilbar geltende Tuberkulose durch kurze Bäder in der kalten Donau. Danach wusste er, "dass Gott uns die halbe Apotheke im Wasser und die andere Hälfte in den Kräutern bestimmt hat". Sein ganzheitliches Heilkonzept war eine Revolution.

Wasser bewirkt einen positiven Heilreiz bei der Behandlung und Vorbeugung des hohen Blutdrucks. Die Hydrotherapie (Wasserheilkunde) beinhaltet Bäder, Waschungen, Wickel, Auflagen, Packungen, Dämpfe, Wasser- und Tautreten. Kneipp heilte vor allem mit kalten Güssen.

Kalte Güsse kräftigen das Herz, die Blutgefäße, fördern die Durchblutung und stärken das Immunsystem im Kampf gegen Pilze, Bakterien und Viren. Sie hellen sogar die Stimmung auf.

Gegen körperlichen sowie psychischen Stress härten die Anwendungen ebenso ab, denn sie wirken harmonisierend auf das Nerven- und Hormonsystem. Bei Kneipp wird übrigens gegossen und nicht geduscht.

Bewegung hält den Stoffwechsel fit:

Bewegung erhöht die Lebenslust, stärkt das Herz und hält gesund. Kneipp hatte aber eher Spaziergänge als Marathonläufe oder andere sportliche Höchstleistungen im Sinn. Um Schäden vorzubeugen, sollte man sich lieber "wenig und oft als viel und selten" bewegen. Ausdauersportarten wie Walken, Radeln und Schwimmen überlasten weder die Gelenke, Herz und Kreislauf noch die Wirbelsäule. Vor allem Gehen und zügiges Laufen sind neben kalorienarmer Kost die wichtigsten Schlankmacher und lösen selbst bei intensiverem Training keine Heißhunger-Attacken aus.

Die Ernährung - vor allem einfach und naturbelassen:

Kneipp erkannte, dass viele Erkrankungen (auch Bluthochdruck) von falscher Ernährung herrühren. Er riet deshalb zu einer einfachen, weitgehend naturbelassenen und schonend zubereiteten Kost. Brot aus vollem Korn, vor allem aus Dinkel, viel Pflanzliches, möglichst wenig Fleisch, Salz und Süßes. Kneipp war seiner Zeit weit voraus, aber er war nicht radikal und gönnte sich auch mal eine Zigarre.

Leben im Gleichgewicht:

Überlastung und Stress führen auf Dauer zu Bluthochdruck, Erschöpfung und depressiven Verstimmungen, die sich organisch niederschlagen können. Den Körper kann man nicht heilen, solange die Seele nicht in Ordnung ist. "Es muss das Gleichgewicht hergestellt werden zwischen der Lebensweise und dem Verbrauch an Nervenkraft", forderte Kneipp. Wer sich also regelmäßig Zeit nimmt um abzuschalten, tankt damit Energie für Körper und Seele.

In diesem Ratgeber erhalten Sie Empfehlungen, wie Sie einen hohen Blutdruck mit Hilfe der Pflanzenheilkunde und Wassertherapie behandeln können. Vorgestellt werden die bewährtesten Heilpflanzen, Teerezepte, Tinkturen und Extrakte.

Die Naturheilkunde wirkt ganzheitlich. Sie behandelt nicht nur einzelne Symptome, sondern hat den ganzen Mensch im Blick, also Körper, Seele und Geist. Ich wünsche Ihnen viel Erfolg, Lebensfreude und vor allem Gesundheit.

Robert Kopf

1. Allgemeines
Stoffwechselblockaden bei hohem Blutdruck

Zur Behandlung und Vorbeugung der Hypertonie ist ein intakter Stoffwechsel sehr wichtig. Es gibt aber mehrere Stoffwechselblockaden:

1) Der Säure-Basen-Haushalt:

Unnatürliche Ernährungsgewohnheiten führen dazu, dass der Basenanteil in unserem Körper ständig zu gering ist. Ein Zuviel an Zucker, Weißmehlprodukten, Fleisch und Wurst übersäuert den Körper. Um die Säuren zu neutralisieren, werden kostbare Basen (vor allem Kalzium) verbraucht.

Eine Übersäuerung des Körpers ist die Grundlage von vielen Beschwerden und Krankheiten. Was nicht neutralisiert wird, landet als "Sondermüll" im Bindegewebe und führt zu dessen Übersäuerung. Dadurch verlangsamen sich die Stoffwechselprozesse. Der Blutdruck steigt, wir nehmen zu, auch wenn wir kalorienbewusst essen und uns viel bewegen.

2) Das Bindegewebe:

Das Bindegewebe ist mehr als nur ein Bindeglied und Lückenfüller zwischen den Organen. Es dient als Nährstoffspeicher und Zwischenlager für Stoffwechselprodukte. Im Bindegewebe entsorgen die Zellen ihre "Schlacken".

Damit die Giftstoffe und Säuren den Körper verlassen können, müssen genügend Mineralsalze vorhanden sein. Bei einem Mangel verbleiben Säuren und Stoffwechselrückstände im Bindegewebe und binden Wasser. Es kommt zu Bluthochdruck und Wassereinlagerungen (Ödeme) im Gewebe.

3) Die Verdauung:

Umweltbelastungen, zu üppige Ernährung, Genussgifte und Medikamente belasten die Leber, unser zentrales Stoffwechselorgan. Magen, Bauchspeicheldrüse und Darm leiden mit. Viele Stoffwechselvorgänge geraten ins Stocken. Es kommt zu Hypertonie, Arterienverkalkung, Verstopfung (Obstipation), Blähungen und Magenproblemen.

4) Unser Wasserhaushalt:

Jeden Tag schwemmt der Organismus Säuren und Schlacken, welche durch die Nieren herausgefiltert wurden, als Harn aus dem Körper. Ein Teil davon landet aber auch im Bindegewebe, weil für den Abtransport Mineralsalze wegen einer Übersäuerung des Körpers fehlen. Die Folge ist ein zu hoher Blutdruck.

5) Die Eiweißverdauung:

Eiweiß ist wichtig für die Bildung von Enzymen, Hormonen, Muskeln und Bindegewebe. Bei der Spaltung von Eiweiß entsteht jedoch Ammoniak, ein starkes Zellgift. Die Leber wandelt Ammoniak in ungiftigen Harnstoff um, der mit dem Urin ausgeschieden wird.

Eine hohe Zufuhr von Eiweiß bedeutet deshalb eine starke Entgiftungsarbeit für die Leber und unsere beiden Nieren, was wiederum zu einem nierenbedingten Bluthochdruck führt.

6) Die Fettverdauung:

Wir brauchen Fette, denn sie liefern essenzielle Fettsäuren. Fett ist aber auch der beste Energiespeicher für Notzeiten. Der Körper bunkert es besonders gern an den Oberschenkeln und Hüften, an Bauch und Po. Im Fettgewebe lagert er aber auch Giftstoffe ab, die später freigesetzt werden.

Mögliche Anzeichen hierfür sind Bluthochdruck, depressive Verstimmungszustände und Kopfschmerzen.

7) Die Kohlenhydratverdauung:

Kohlenhydrate sind Energie pur. Im Überfluss sind sie aber auch für unser Übergewicht verantwortlich. Was nicht verbrannt werden kann, wird in Fett umgewandelt und gespeichert. Besonders Süßigkeiten und Weißmehlprodukte haben es in sich. Sie lassen den Blutzuckerspiegel rasant in die Höhe steigen. Das führt zu einer starken Insulinausschüttung.

Insulin normalisiert den Blutzucker, unterbricht aber gleichzeitig die Fettverbrennung, schleust Fette aus der Mahlzeit in die Körperspeicher, hält Wasser im Körper zurück und verursacht schnell neuen Hunger.

Wie Sie die genannten Stoffwechselblockaden behandeln können, lesen Sie in den folgenden Kapiteln.

Gehen senkt den Blutdruck

Gehen ist die gesündeste Bewegung überhaupt. Es schont nicht nur die Gelenke, sondern bietet auch Schutz vor Bluthochdruck, Herz- und Kreislauferkrankungen, baut Übergewicht sanft ab und entspricht unserer Natur. Einzige Bedingung: Der Spaziergang sollte zügig vorangehen. Lassen Sie dabei die Arme schwingen, so bleiben Sie locker.

Jedes Mal, wenn wir spazieren gehen, passen sich unsere Arterien mit leichter Anspannung und Entspannung an. Das macht sie elastisch und schützt die Herzkranzgefäße vor Verkalkung und Verhärtung (Koronarsklerose). So können unsere Blutgefäße auch den Blutdruck besser regulieren.

Die Muskelaktivität baut außerdem Cortisol ab. Das Stresshormon "zerkratzt" mit seiner festen Struktur auf Dauer die Innenwände der Arterien. In diesen Mini-Verletzungen kann sich schädliches LDL-Cholesterin ablagern und zu Arteriosklerose führen. Gehen verringert diese Vorgänge, hält die Adern frei und senkt das Risiko für Bluthochdruck und Herzerkrankungen.

Gehen entlastet den Kreislauf:

Fitte Muskeln entlasten den Kreislauf. Dadurch werden wir insgesamt leistungsfähiger. Geistige und körperliche Anstrengungen fallen uns leichter. Der Körper geht ruhiger damit um. Unser Herz muss nicht so kräftig und schnell pumpen. Das entlastet und lässt auch den Blutdruck nicht übermäßig ansteigen.

Gehen trainiert das Herz stressfrei:

Tägliche flotte Spaziergänge fördern die Durchblutung und stärken das Herz, und zwar gesünder als Leistungssport. Durch zu intensives Ausdauertraining kann sich ein sogenanntes Sportlerherz bilden, das viel mehr wiegt als ein normales Herz.

Wenn das vergrößerte Organ später nicht mehr trainiert wird, kann es zu koronarer Herzkrankheit, Herzinsuffizienz (Herzschwäche), Rhythmusstörungen und Fetteinlagerungen in den Herzmuskel kommen. In einem Sportlerherz ist auch die Gefahr von Durchblutungsstörungen und damit für einen Herzinfarkt erhöht.

Gehen ist gesünder als Joggen:

Jedes Mal, wenn man beim Joggen mit den Füßen aufkommt, müssen die Knie- und Hüftgelenke das Dreifache des Körpergewichts auffangen. Viele Jogger bekommen mit der Zeit Gelenkschmerzen, weil sich der Knorpel abnutzt. Beim zügigen Gehen wird der Gelenkknorpel durch diese menschlich naturgemäße Bewegung nicht abgenutzt, da er optimal mit Nährstoffen versorgt wird. Gehen kann bestehende Gelenkschmerzen deshalb sogar lindern.

Gehen stärkt den Rücken:

Für jeden Schritt ist eine leichte Drehung zwischen der Becken-Achse und der Schulter-Achse nötig. Das wirkt wie eine Massage auf die Bandscheiben der Wirbelsäule. Diese Puffer zwischen den 24 Wirbeln bestehen aus einem faserigen Ring und einem gallertigen Kern.

Die sanfte, leicht drehende Massagebewegung sorgt dafür, dass Nährstoffe in das Bandscheibengewebe eindringen. Zusätzlich wird beim Gehen die Tiefenmuskulatur rund um die Wirbelsäule gestärkt.

Gehen schützt vor einem Bandscheibenvorfall:

Die Bandscheiben von passionierten Spaziergängern behalten bis ins hohe Alter ihre natürliche Form und Festigkeit. Das verringert die Gefahr, dass Bandscheiben vorfallen wie bei Bewegungsmuffeln. Bei ihnen werden die Bandscheiben im Lauf der Jahre poröser. Sie können dann leicht einreißen - der gallertige Bandscheibenkern quillt hervor und kann auf umliegende Nerven drücken.

Gehen bringt das Gehirn auf Trab:

Grund ist die verbesserte Durchblutung im Gehirn. Dazu reichen schon zehn Kilometer Gehen pro Woche. Dieses Pensum genügt auch, um bei Menschen, die schon Alzheimer haben, das Fortschreiten der Krankheit hinauszuzögern.

Gehen hilft bei Depressionen:

Wenn wir uns längere Zeit bewegen, werden mehr Adrenalin und Testosteron ausgeschüttet. Beide Hormone machen wach, aktiv und hellen die Stimmung auf.

Heilfasten hilft bei Bluthochdruck

Zu Beginn einer Änderung Ihrer Essgewohnheiten unterstützt das Heilfasten Ihren Körper bei der Stoffwechselumstellung. Es fällt anschließend leichter, aus eingefahrenen Verhaltensmustern auszubrechen. Fasten heißt nicht nur auf Essen zu verzichten, sondern auch für diese Zeit Dingen wie Fernsehen, Rauchen oder Alkohol zu entsagen.

Beim Fasten kann man wunderbar abschalten und bekommt den Kopf frei. Es gilt, sich in dieser Zeit auf die wesentlichen Dinge im Leben zu besinnen. Kräutertees, Obst- und Gemüsesäfte sowie Gemüsebrühe sind dann ihre einzige Nahrung.

Wer sich zum Heilfasten entschließt, sollte sich vorher die Erlaubnis vom Arzt einholen. Denn wer fasten will, muß gesund und belastbar sein. Patienten mit Leber- oder Nierenschäden, Magersucht sowie Schwangeren und Stillenden ist vom Fasten abzuraten. Auch bei Menschen, die regelmäßig Medikamente einnehmen, ist Vorsicht geboten, denn eventuell eingenommene Abführsalze spülen die Medikamente vorzeitig wieder aus dem Körper und vermindern so deren Wirkung.

Die Selbstheilungskräfte des Körpers werden beim Heilfasten aktiviert: Wenn der Körper keine Nahrung bekommt, greift er die eigenen Energiereserven an. Zunächst werden die in Muskeln und Leber gespeicherten Kohlenhydrate verbraucht. Anschließend greift der Organismus auf die körpereigenen Eiweiß- und Fettreserven zurück. Das ist wichtig zur Behandlung und Vorbeugung einer Hypertonie. Diese Prozesse dienen der inneren Reinigung.

Durch Veränderungen im Hormonhaushalt kann es beim Fasten nach etwa drei Tagen zu Ausgelassenheit, Euphorie oder auch einem erhöhten Ruhebedürfnis kommen. Die Erklärung: Der Körper schüttet Glückshormone aus, was zu innerer Harmonisierung und Zufriedenheit führt.

Und so funktioniert es:

Tag 1 - Entlastungstag
Alkohol, Kaffee, schwarzer Tee und Süßigkeiten sind ab jetzt tabu.
Die Mahlzeiten sollten leicht und klein sein. Trinken Sie
mindestens zwei Liter Wasser ohne Kohlensäure, Kräutertees oder
Saftschorle.
Verzichten Sie auf Fettiges und Fleisch, greifen Sie zu Obst,
Gemüse und Vollkorn.
Wichtig: Die letzte feste Nahrung darf kein tierisches Eiweiß (auch
keine Milch, Käse und Eier) enthalten.

Tag 2 - Fastentag
Trinken Sie morgens 1/4 Liter Kräutertee.
Anschließend beginnen Sie mit dem Abführen durch Glaubersalz:
Lösen Sie 30 g in einem halben Liter lauwarmem Wasser auf und
trinken Sie es möglichst zügig. In den nächsten drei Stunden
kommt es zu mehreren durchfallartigen Entleerungen. Klappt das
nicht, kann mit einem Einlauf nachgeholfen werden.
Trinken Sie mittags Gemüsebrühe, abends Kräutertee,
Gemüsesäfte oder mit Wasser verdünnte Obstsäfte.
Nehmen Sie im Laufe des Tages mindestens 2,5 Liter Flüssigkeit zu
sich.

Tag 3 bis 9 sind Fastentage
Beginnen Sie morgens mit Tee, trinken Sie mittags Gemüsebrühe
und abends Tee und Säfte.
Verwöhnen Sie sich mit entspannenden Basen-Bädern oder
Duschen mit einer Bürstenmassage. Leichtes Yoga und ein
täglicher Spaziergang regen die Verdauung an.

Tag 10 - Aufbautag
Gewöhnen Sie Ihren Körper langsam wieder an feste Nahrung.
Essen Sie gegarte Gemüse- und Getreidegerichte, auch
Milchprodukte sind in Maßen erlaubt.
Wichtig: Kauen Sie gründlich und essen Sie nur, bis der Hunger
weg ist.

Wissenswertes über Cholesterin

Cholesterin oder Cholesterol, eine farblose und wachsartige körpereigene Substanz, ist einer der wichtigsten Bausteine des Organismus und kommt in jeder Zelle vor. Es gehört zu den Sterolen oder Sterinen aus der Gruppe der Steroide und ist eine Vorstufe für die Bio-Synthese (Aufbau) von Steroid-Hormonen und Gallensäuren.

Es unterstützt die Herstellung von körpereigenen Hormonen, Vitamin D, Gallensäure und ist am Aufbau der Zellmembrane beteiligt. Cholesterin wird in jede Körperzelle eingebaut und ist nötig, um die Zell-Membran abzudichten. Um Cholesterin im Blut transportieren zu können, bindet es der Organismus an Lipo-Proteine.

Das Lipoprotein A ist eine weitere Transportform des Cholesterins. Etwa 10 Prozent der mitteleuropäischen Bevölkerung haben ungünstige Lipoprotein-A-Spiegel (über 30 mg/dl), die oft genetisch (erblich) bedingt und nicht durch Diäten oder Sport beeinflussbar sind.

Ein großer Teil des Cholesterins wird vom Körper selber hergestellt. Orte der Cholesterin-Synthese sind Leber und Darmschleimhaut. Das Gehirn stellt das von ihm benötigte Cholesterin selber her, da Cholesterin die Blut-Hirn-Schranke nicht passieren kann.

Heute wird eher von einer cholesterinbewussten als von einer cholesterinfreien Ernährung gesprochen. Diese senkt nicht nur einen zu hohen Cholesterinspiegel, sondern normalisiert den Blutdruck, das Gewicht und die Blutzuckerwerte.

Die Grundregeln sind sehr einfach: Weniger Cholesterin, weniger Fett, weniger Zucker und mehr Ballaststoffe. Obwohl sich eine erhöhte Cholesterinzufuhr mit der Nahrung von Mensch zu Mensch verschieden auswirkt, sollte man nicht mehr als 300 Milligramm Cholesterin pro Tag aufnehmen.

Vor allem in tierischen Fetten wie Fleisch, Innereien, Wurstwaren, Kaviar, Eiern und Meeresfrüchten kommen reichlich gesättigte Fette vor. Aber auch pflanzliche Fette können viel davon enthalten. Hier spielen vor allem sogenannte Transfettsäuren eine Rolle, die bei der industriellen Härtung von Fetten entstehen.

Transfette sind zum Beispiel in Pommes frites, Crackern, Chips und Backwaren enthalten.

Prinzipiell gilt: Je weniger tierische Fette Sie essen, desto weniger Cholesterin und gesättigte Fettsäuren nehmen Sie zu sich. Gar kein Cholesterin enthalten zum Beispiel Obst, Gemüse, Salat, Reis und Kartoffeln.

Ungesättigte Fettsäuren, die unter anderem in Fisch, Nüssen, Samen und pflanzlichen Ölen wie Olivenöl vorkommen, können helfen, den Blutdruck und Cholesterinspiegel zu senken. Achten Sie darauf, diese Fette statt der gesättigten zu verwenden.

Gutes und "schlechtes" Cholesterin:

Da Cholesterin nicht wasserlöslich ist, findet der Transport zu den verschiedenen Wirkungsorten mit Hilfe von Lipoproteinen statt. Es gibt zwei Arten dieser aus Fetten (Lipiden) und Eiweißen (Proteinen) bestehenden Verbindungen:

1) Das **LDL** (Low density lipoproteins) enthält bis zu 50 Prozent Cholesterin und hat eine geringe Dichte. Es transportiert Cholesterin von der Leber zu den Körperzellen. Dort wird es zum Beispiel für die Hormonproduktion benötigt.

Es kann aber auch im Blut schon Cholesterin abgeben, das sich dann an den Gefäßwänden, besonders an den Herzkranzgefäßen, ablagert. Das geschieht, wenn mehr Cholesterin vorhanden ist, als der Körper braucht.

2) Das dicht gepackte **HDL** (High density lipoproteins) kann überschüssiges Cholesterin zum Teil abfangen und Ablagerungen von den Gefäßwänden lösen. Das funktioniert aber nur, wenn nicht zu viel Cholesterin im Blut ist. Aus diesem Grund werden die Transportformen als "gutes" (HDL) und "schlechtes" (LDL) Cholesterin bezeichnet.

Wollen oder sollen Sie Ihren Cholesterin-Spiegel senken (z. B. bei Bluthochdruck), so nehmen Sie natürliches (nicht synthetisiertes) Vitamin E ein. Bitte achten Sie aber unbedingt darauf, den gesamten Komplex mit allen vier (α-, β-, γ-, δ-) Tocopherolen einzunehmen.

Das ist gewährleistet bei dem rotem Öl aus dem Fruchtfleisch (nicht aus den Kernen oder Samen!) der Öl-Palme Elaeis Guineensis.

Komplettes und natürliches Vitamin E senkt den Cholesterin-Spiegel, indem es die Geschwindigkeit, mit der das Cholesterin-Synthese-Enzym HMG-CoA-Reduktase abgebaut wird, deutlich erhöht - aber ohne die Chemie zu stören.

Dieses Enzym ist wie ein „Schlüssel", der genau in ein bestimmtes „Schloß", nämlich in einen Rezeptor der Zell-Membran, paßt. Je mehr Rezeptoren von diesem Enzym besetzt sind, desto mehr Cholesterin wird produziert.

Allopathische Lipid-Senker wie Statine hingegen besetzen selber die zelleigenen Rezeptoren und verdrängen so die körpereigene HMG-CoA-Reduktase. Doch so wird das chemische Gleichgewicht gestört:

Das Enzym befindet sich weiterhin im Blut und sammelt sich dort an. Statin-Medikamente verursachen einen sog. „Rückstau-Effekt", bei dem der Spiegel der HMG-CoA-Reduktase auf das Vielfache des natürlichen Wertes ansteigt.

Genau das ist eine der Hauptursachen für die Nebenwirkungen des Statins: Statine (Lipidsenker) erzeugen Kopfschmerzen, Blähungen, Sodbrennen, Verstopfung, Durchfall, Übelkeit, Erbrechen, Gelenkschmerzen, Lichtempfindlichkeit, Schlafstörungen, Erektionsstörungen, Ekzeme, Haarausfall, Blutarmut (Anämie, Eisenmangel), Muskelschwäche, Muskelschmerzen, Osteoporose (Knochen-Brüchigkeit), Koordinations- und Gleichgewichts-störungen und vieles mehr. Lesen Sie mal den Beipackzettel oder noch besser: Recherchieren Sie selbst!

Cholesterin ist notwendig für die Bildung von Vitamin D, das wiederum für den Einbau von Kalzium in die Knochen notwendig ist. Das ist der Grund für den vermuteten Zusammenhang zwischen allopathischen Lipid-Senkern und Osteoporose!

Der einzige Weg, über den Cholesterin aus dem Körper geschleust werden kann, verläuft über die Gallenwege der Leber. Und genau so, wie ein Gully im Herbst durch Blätter verstopft werden kann, so können Eiweiß-Ablagerungen aus falscher (meist tierischer) Ernährung die Kanäle zur Gallenblase versperren. Dadurch erhöht sich zwangsläufig der Cholesterin-Spiegel im Blut.

Die **Blutfettwerte** müssen sehr individuell beurteilt werden. Nachstehend allgemeine Richtlinien:

Bei den Blut-Triglyceridwerten gilt als allgemeine Richtlinie, dass sie möglichst unter 200 mg/dl, besser noch unter 150 mg/dl (Milligramm pro Deziliter = 100 Milliliter Blut) liegen sollten.

Für das Gesamtcholesterin wird ein Wert bis 200 mg/dl als Obergrenze angesehen.

Beim HDL (High-Density-Lipoprotein) sollte der Wert bei Frauen möglichst nicht unter 45 mg/dl liegen und bei Männern nicht unter 40 mg/dl.

Bei niedrigem Herzkreislauf-Gesamtrisiko sollte das LDL-Cholesterin (Low-Density-Lipoprotein, "schlechtes Cholesterin") 160 Milligramm pro Deziliter (mg/dl) nicht übersteigen.

Besteht ein moderates Herzkreislauf-Gesamtrisiko, sollte das LDL-Cholesterin nicht höher als 115 mg/dl sein.

Bei einem hohen Gesamtrisiko, zum Beispiel bei hohem Blutdruck, sollte der LDL-Cholesterinwert 100 mg/dl nicht übersteigen.

Besteht ein sehr hohes Risiko, etwa bei einer koronaren Herzkrankheit, bei Typ-2-Diabetes oder wenn der Patient bereits einen Herzinfarkt hatte, gilt ein Wert von unter 70 mg/dl als erstrebenswert. Lässt sich dieser Wert nicht erreichen, sollte die LDL-Konzentration zumindest um 50 Prozent im Vergleich zum Ausgangswert gesenkt werden.

"Schlechtes" Cholesterin (LDL-Cholesterin) lagert sich an den Arterienwänden ab. Sogenannte Plaques entstehen. Im nächsten Stadium entwickeln sich entzündliche Herde, in denen sich Blutbestandteile, Fettstoffe, Stoffwechselschlacken und Kalksalze festsetzen.

Wird dieser schleichende Prozess nicht gestoppt, verengen und verhärten sich die Blutgefäße weiter. Der Blutfluss vom Herzen in das Körpergewebe kann verstopfen.

2. Naturheilkunde
Bluthochdruck behandeln mit Heilpflanzen

Das können Sie zu Hause bei einem zu hohen Blutdruck tun:

Achten Sie auf ausreichend Schlaf (vor 24 Uhr ins Bett gehen).

Probleme rasch lösen und nicht immer alles aufschieben. Das bringt unnötigen Streß.

Mittagsruhe, aber kein Mittagsschlaf.

Soviel Bewegung wie möglich.

Übergewicht reduzieren

Sorgen Sie für Harmonie. Kummer macht hartnäckige Beschwerden.

Achten Sie auf warme Füße.

Autogenes Training

Vermeiden Sie intensive Sonnenbäder.

Sauna ist ein gutes Gefäßtraining.

Ein bewährtes Hausmittel bei hohem Blutdruck: 3 Orangen und 2 Zitronen in Scheiben schneiden, in 1 Liter Wasser geben, zugedeckt 15 Minuten kochen, filtern, 1 Esslöffel Honig einrühren. Tagsüber trinken

Atemübungen beim Laufen: 3 Schritte einatmen, 5 Schritte ausatmen

Im Rahmen der naturheilkundlichen Behandlung einer Hypertonie (Bluthochdruck) dienen Entgiftungs- und Ausleitungstherapien der Aktivierung des Hormon- und Immunsystems, der Kräftigung des Herzens, der Durchblutung und des Stoffwechsels.

Pflanzliche Zubereitungen regen die Leber-Galle-Funktionen und die Nieren-Funktionen an. Sie reinigen den Körper und scheiden die gelösten Stoffwechselschlacken, Säuren und Toxine (Gifte) über den Darm, die Harnwege, Lunge und Haut aus.

Trinken Sie deshalb während Ihrer Behandlung tagsüber einen Nierentee und abends einen Lebertee zur Stärkung des Immunsystems und des Stoffwechsels, damit das Blut und Bindegewebe gereinigt und die Giftstoffe, Säuren und Stoffwechselendprodukte schnell ausgeschieden werden.

1) Leber- und Entsäuerungstee:
Semen Cardui marianae 50.0 (Mariendistel), Rhizoma Tormentillae 15.0 (Blutwurz), Radix cum Herba Taraxaci 30.0 (Löwenzahnwurzel und Kraut), Fructi Anisi (Anis) 20.0, Fructi Foeniculi (Fenchel) 20.0, Folia Menthae crispae (Krausenminze) 15.0
1 Esslöffel auf 250 ml Wasser, 8 Stunden tagsüber kalt ansetzen, 3 Minuten kochen, 10 Minuten zugedeckt ziehen lassen, abseihen. Abends trinken

2) Nierentee zur Kräftigung der Harnorgane und zur Anregung der Ausscheidung von Stoffwechselschlacken, Säuren und Toxinen über die Harnwege:
Folia Betulae (Birkenblätter) 30.0, Herba Urticae (Brennesselkraut) 30.0, Herba Equiseti (Zinnkraut) 20.0, Herba Virgaureae (Goldrutenkraut) 20.0
2 Teelöffel auf 1 Tasse (250 ml), mit heißem Wasser übergießen, 10 Minuten zugedeckt ziehen lassen, abseihen. 3 Tassen tagsüber trinken.

3) Wenn Sie an einer Allergie leiden, wechseln Sie bitte täglich die beiden oben erwähnten Tees mit einem Allergietee, um den Körper für die Behandlung zu sensibilisieren:

Radix Imperatoriae (Meisterwurz) 20 g, Radix Pimpinellae (Bibernellwurzel) 20 g, Herba Euphrasiae (Augentrost) 10 g, Herba Rutae hortensis (Gartenraute) 30 g, Rhizoma Graminis (Queckenwurzelstock) 10 g, Herba Absinthii (Wermut) 10 g

2 Esslöffel auf 500 ml Wasser, 8 Stunden über nacht kalt ansetzen, anschließend 2 Minuten aufkochen, 10 Minuten zugedeckt ziehen lassen, abseihen. Tagsüber trinken

Achten Sie auf eine ausreichende Flüssigkeitszufuhr (Wasser, Tee, ungesüßte Säfte). So bleibt das Blut dünnflüssig und der Stoffwechsel kann optimal funktionieren. Bei einer Herz- oder Nierenerkrankung sollte die Trinkmenge mit dem Arzt abgesprochen werden.

So errechnen Sie Ihren täglichen Flüssigkeitsbedarf: Multiplizieren Sie Ihr Körpergewicht in Kilo mit 4 und dividieren Sie die Summe durch 100. Das Ergebnis zeigt Ihren täglichen Flüssigkeitsbedarf in Litern ohne körperliche Anstrengung, wobei alkoholische Getränke nicht zählen.

Hierfür ein Beispiel: Sie wiegen 80 kg. Also 80 mal 4 geteilt durch 100. Sie benötigen somit täglich etwa 3,2 Liter Flüssigkeit.

Die Nieren können harnpflichtige Stoffwechselendprodukte nur ausscheiden, wenn sie genügend Flüssigkeit zur Verfügung haben. Wenn Sie Sport treiben, brauchen Sie noch deutlich mehr Flüssigkeit. Das Wasser regt die Ausscheidung von Säuren, Giftstoffen und Abbauprodukten des Stoffwechsels an. Diese fördern Bluthochdruck und Entzündungen.

So werden auch Schmerzen gemildert. Ausserdem verhindert es Hunger. Nur wenn der Körper genügend Flüssigkeit zur Verfügung hat, lassen die Zellen überschüssiges Wasser wieder frei. Das Meiste bis zum Nachmittag trinken und abends möglichst wenig, um nachts die Blase zu entlasten.

Basisches Heilwasser mit mehr als 1300 Milligramm Hydrogencarbonat (siehe Etikett) pro Liter hemmt die Aufnahme von Cholesterin und Fetten ins Blut. Diese fördern Bluthochdruck, Arteriosklerose, Erkrankungen des Stoffwechsels und Hormonsystems. Davon trinkt man täglich 1 Liter. Das senkt auch gleichzeitig den Blutdruck.

Ein ausgeglichener "Säure-Basenhaushalt" ist die Grundlage jeder Behandlung und Vorbeugung einer Hypertonie, von vielen anderen Erkrankungen sowie für unser Wohlbefinden und unsere Gesundheit. Machen Sie deshalb begleitend zu Ihrer Behandlung 6 Wochen lang zur Regulierung Ihres Säure-Basen-Haushaltes eine Entsäuerungskur mit folgendem Rezept (Apotheke) für ein Entsäuerungspulver:

320 g Natriumhydrogenkarbonat
50 g Kalium hydrogencarbonat
70 g Calciumcitrat
40 g Calciumphosphat
20 g Magnesiumcitrat
M. f. pulv. S. Täglich um 10 Uhr vormittags und um 16 Uhr nachmittags 1 Teelöffel in 250 ml lauwarmem Wasser auflösen und langsam trinken. Zusätzlich täglich 2-3 Liter Wasser ohne Kohlensäure trinken. Dazu Natron (Natrium bicarbonat) oder Kaisernatron: Morgens und abends 1 Messerspitze in einem Glas Wasser trinken.

Auftretende Reaktionen - was im Körper nicht in Ordnung ist, macht sich eventuell bemerkbar - verschwinden nach kurzer Zeit wieder. Bei Verstopfung (Obstipation) trinken Sie die Mischung morgens sofort nach dem Aufstehen nüchtern.

Um die Ausscheidung von Säuren und Stoffwechselschlacken auch über die Haut zu beschleunigen, sollten Sie einmal pro Woche ein Vollbad mit Natron nehmen. Die Badedauer beträgt etwa 1 Stunde, die Wassertemperatur darf 37,5 Grad nicht übersteigen. Auf ein Vollbad (ca. 100 Liter) geben Sie 600 g Natron.

Sie werden schnell feststellen, dass sich Ihre Haut nach dem Bad wie eingecremt anfühlt. Die natürliche Rückfettung der Haut beginnt wieder zu funktionieren. Es erfolgt sozusagen eine porentiefe Reinigung Ihrer Haut.

Der Stoffwechsel ist bei an Bluthochdruck leidenden Menschen meist übersäuert. Nachstehend das Rezept für einen
Entsäuerungstee:
Fenchel 40.0, Anis 20.0, Kümmel 10.0, Süßholz 10.0, Zinnkraut 20.0, Schafgarbenkraut 20.0, Birkenblätter 30.0
4 Teelöffel mit 750 ml kaltem Wasser ansetzen, 4 Minuten zugedeckt leicht köcheln, 15 Minuten zugedeckt ziehen lassen, abseihen. Tagsüber schluckweise trinken.

Tipps für die richtige Teezubereitung:

1) Aufguß oder Infus: Die empfohlene Menge der Heilpflanzen wird mit heißem Wasser übergossen, anschließend zugedeckt, die angegebene Zeit (meist zwischen 5 und 15 Minuten) ziehen lassen, dann abseihen.

2) Abkochung oder Dekokt: Die Droge wird mit der angegebenen Menge Wasser solange wie im Rezept angegeben gekocht. Man kann die Kräutermischung mit kaltem Wasser aufsetzen, zum Kochen bringen und dann kochen lassen oder man übergießt mit kochendem Wasser und läßt die angegebene Zeit weiterkochen. Anschließend abseihen.

3) Kaltauszug oder Mazeration: Die Teemischung wird mit kaltem Wasser für die Dauer von 6 bis 8 Stunden zugedeckt angesetzt. Anschließend abseihen. Vor dem Trinken kann der Kaltauszug auf Trinkwärme gebracht werden.

4) Kombiniertes Verfahren (KV): 2 Drittel der Teemischung werden mit 2 Dritteln der angegebenen Wassermenge als Kaltauszug angesetzt. Anschließend das letzte Drittel der Teemischung mit dem restlichen Drittel Wasser als Aufguß zubereiten. Zuletzt werden Kaltauszug und die heiße Zubereitung vereinigt.

Das kombinierte Verfahren eignet sich für kompliziert zusammengesetzte Rezepte, in denen alle Pflanzenteile verwendet werden.

Kraut, Blätter, Blüten und Samen bereitet man als Aufguß (Infus) oder Kaltauszug (Mazeration). Rinden, Wurzeln und Hölzer werden als Abkochung zubereitet.

Ackergauchheilkraut (Herba Anagallidis)
Bluthochdruck wegen erhöhter Harnsäure- und Blutfettwerte.
Wirkt reinigend und anregend auf die Gallenwege.
Bei Wassersucht (alter Ausdruck für Ödeme)
Wirkt ausschwemmend
Zur Stärkung der Gelenke, des Bindegewebes und der
Blutgefäßwände.
Bei Neigung zu Gallensteinen und Nierensteinen.
1 Esslöffel auf 1 Tasse (250 ml), 1 Minute köcheln, 15 Minuten
zugedeckt ziehen lassen, abseihen. 2 Tassen über den Tag verteilt
trinken.

Amberkraut (Herba Mari veri)
Hypertonie wegen Depressionen, Nervenschwäche (Neurasthenie),
Überlastung und Stress.
Schlafsucht und Wetterfühligkeit.
Allgemeine Schwächezustände, Kopfschmerzen
Schwindel
Durchblutungsstörungen und Arteriosklerose.
1 Teelöffel auf 1 Tasse (200 ml), mit heißem Wasser übergießen, 10
Minuten zugedeckt ziehen lassen, abseihen. Täglich 3 Tassen
trinken.

Andornkraut (Herba Marrubii albi)
Bluthochdruck wegen Gicht, erhöhten Harnsäurewerten,
Leberschwäche, Leberleiden und erhöhtem Cholesterinspiegel.
Schwindel und Durchblutungsstörungen.
Kräftigt die Leber und den Stoffwechsel.
Wirkt galletreibend
Bei Ödemen (Flüssigkeitsansammlungen im Körpergewebe) wegen
einer Leberschwäche.
1 Teelöffel auf 1 Tasse (200 ml) heißes Wasser, 15 Minuten
zugedeckt ziehen lassen, abseihen, auspressen. Täglich 3 Tassen
trinken.

Angelikasamen und Angelikawurzel (Semen Angelicae, Radix Angelicae)

Hypertonie in Verbindung mit einer Schwäche der Verdauungsdrüsen.

Regen die Durchblutung des Herzens und des gesamten Bauchraumes an.

Kreislaufnormalisierend

Wirken stärkend und ausgleichend auf das Nervensystem.

Fördern die Entschlackung und Ausscheidung von Säuren und Toxinen.

Kräftigen die Verdauungsorgane (der größte Teil unseres Immunsystems liegt im Darm!) .

Wirken appetitanregend und abwehrsteigernd.

Stimulieren den Stoffwechsel, das Immunsystem und wirken krebsvorbeugend.

Verkrampfungen im Brustraum (z. B. bei Atemnot).

Zur allgemeinen Kräftigung.

Bei Kopfschmerzen

Die Teezubereitung der Angelikasamen: 1 Teelöffel auf 1 Tasse heißes Wasser (200 ml), 15 Minuten zugedeckt ziehen lassen, abseihen. 2 Tassen täglich trinken.

Die Teezubereitung der Angelikawurzel (Radix Angelicae): 2 Esslöffel auf einen halben Liter Wasser, über Nacht zugedeckt kalt ansetzen, 1 Minute aufkochen, 10 Minuten zugedeckt ziehen lassen, abseihen, den Rest im Sieb kräftig ausdrücken. Tagsüber trinken

Arnikakraut und Blüten (Herba cum Flores Arnicae)
Hypertonie wegen Durchblutungsstörungen.
Arnika fördert die Blutzirkulation und wirkt blutdruckregulierend.
Wirkt kräftigend und ist ein Gefäßtonikum ersten Ranges.
Arnika stärkt die Blutgefäße. Dadurch werden die Körperzellen
besser mit Nährstoffen und Sauerstoff versorgt, der Stoffwechsel
angeregt, die Abwehrkräfte gesteigert und einer Zellentartung
vorgebeugt.
Schwindel
Ödeme (Flüssigkeitsansammlungen im Körpergewebe) wegen einer
Schwäche der Blut- und Lymphgefäße.
Depressionen der anämischen (blutarmen) Menschen.
Bei Eisenmangel (Anämie)
Enthält reichlich Eisen und fördert die Blutbildung.
Arnika stimuliert die Eisenresorption im Dünndarm.
Kräftigt die Milz (wichtig bei der Behandlung einer Anämie, von
Depressionen und zur Stärkung des Immunsystems).
Zur Vorbeugung und Behandlung von Demenz und
Arteriosklerose.
2 Teelöffel mit 1 Tasse (250 ml) heißem Wasser überbrühen, 10
Minuten zugedeckt ziehen lassen, abseihen. 3 Tassen täglich
trinken.

Artischockenkraut (Herba Cynarae)
Bluthochdruck wegen einer Leberschwäche.
Ödeme (Flüssigkeitsansammlungen im Körpergewebe) wegen einer
Schwäche der Leber.
Wirkt entwässernd, galletreibend (wichtig für den Fettstoffwechsel)
und lebertonisierend.
1 Teelöffel auf 1 Tasse (200 ml) heißes Wasser, 15 Minuten
zugedeckt ziehen lassen, abseihen, auspressen. 3 Tassen täglich
trinken.

Attichwurzel (Radix Ebuli, Zwergholunder)
Hypertonie und Ödeme (Flüssigkeitsansammlungen im
Körpergewebe) wegen einer Nierenschwäche.
Wirkt sanft harntreibend und entwässernd.
Ein altbewährtes Diuretikum (ausschwemmend).
Auch bei Nieren- und Blasengries.
Blasenentzündung
3 Esslöffel auf 1 Liter Wasser, 8 Stunden kalt ansetzen (z. B. über
Nacht), 1 Minute aufkochen, 15 Minuten zugedeckt ziehen lassen,
abseihen. Über den Tag verteilt trinken.

Baldrianwurzel (Radix Valerianae)
Bei hohem Blutdruck und nervösen Herzstörungen.
Nervosität und Nervenschwäche (Neurasthenie).
Hilft bei Migräne.
Wirkt entspannend und ausgleichend auf das vegetative
Nervensystem.
1 Teelöffel auf 1 große Tasse (250 ml) Wasser 6 bis 8 Stunden (z.
B. über nacht kalt ansetzen, 5 Minuten köcheln, 15 Minuten
zugedeckt ziehen lassen, abseihen. Täglich 2 Tassen trinken.

Bärentraubenblätter (Folia Uvae ursi)
Bluthochdruck wegen einer Übersäuerung des Körpers.
Durchblutungsstörungen und Ödeme (Flüssigkeitsansammlungen
im Körpergewebe) wegen einer Nierenschwäche.
Kräftigen die Nieren, die Blase und das Immunsystem. Die Nieren
sind wichtig zur Ausschwemmung von Ödemen,
Stoffwechselendprodukten, zur Entsäuerung des Körpers und für
eine starke Abwehrkraft.
Gicht und erhöhte Harnsäurewerte.
Bei Entzündungen der Harnwege.
3 Esslöffel auf 1 Liter heißes Wasser (oder 8 Stunden als
Kaltauszug), 15 Minuten zugedeckt ziehen lassen, abseihen und
tagsüber trinken. Bärentraubenblättertee soll nicht länger als 1
Woche und maximal 5mal im Jahr getrunken werden.

Bärlappkraut (Herba Lykopodii)
Hypertonie wegen einer Leberschwäche, erhöhtem
Cholesterinspiegel und einer Übersäuerung des Körpers.
Reguliert den Leberstoffwechsel und fördert den Gallefluß (wichtig
zum Abbau von Cholesterin).
Hilft gegen Blähungen.
Bei Blut im Urin wegen Harngrieß.
Gicht und erhöhte Harnsäurewerte.
Schwindel
2 Esslöffel auf 500 ml heißes Wasser, 15 Minuten zugedeckt ziehen
lassen, abseihen, auspressen. Tagsüber schluckweise trinken.

Basilikumkraut (Herba Basilici)
Bluthochdruck wegen einem erhöhten Harnsäurespiegel, einer
Schwäche der Verdauungsorgane und einer Übersäuerung des
Körpers.
Kräftigt Magen und Darm
Zur Anregung des Stoffwechsels, Entsäuerung und Entgiftung des
Köpers.
Erhöhter Cholesterin- und Harnsäurespiegel
Die Gewürzpflanze stimuliert die Verdauung, fördert die
Ausscheidung von Säuren und senkt das Blutfett. Dafür sorgen
Inhaltsstoffe wie beispielsweise Cineol, Thymol, Anethol, Kamper,
Gerbstoffe und Flavonoide.
Bewährt bei Wetterfühligkeit, Depressionen, Schwindel,
Schlafstörungen, Nervenschwäche (Neurasthenie) und Überlastung
(fördern eine Hypertonie).
Migräne und Kopfschmerzen
Man kann die Blätter und Blütenspitzen auch zum Salat essen.
Das sogenannte Königskraut gilt als eines der gesündesten
Küchenkräuter überhaupt. Es enthält viele ätherische Öle, die
bekannt sind für ihre entzündungshemmenden und antibakteriellen
Eigenschaften.
Basilikum enthält eine große Menge von E-Beta-Caryophyllene (E-
BCP). E-BCP ist einer der wenigen Wirkstoffe, die im Körper
Signale blockieren, die zu Arthritis (Gelenkentzündung) oder
entzündlichen Magen- und Darmerkrankungen führen können.
Das enthaltene Vitamin A und das Beta-Carotin sind starke

Antioxidantien. Sie schützen die Zellen und Blutgefäße vor Schäden durch freie Radikale und verhindern die Oxidation des Cholesterins im Blut. Erkrankungen der Blutgefäße, Arteriosklerose, Herzinfarkt und Schlaganfälle können so verhindert werden.

Weiterhin enthält Basilikum Flavonoide, die zusammen mit den ätherischen Ölen eine antibakterielle Wirkung haben.

Basilikumblätter passen gut zu Tomatensalat oder als Pesto zu Spaghetti. Dazu zerstampft man Basilikumblätter mit etwas Olivenöl, Pinienkernen, Knoblauch, Pfeffer und Salz zu einer Paste.

Fördert den Schlaf

Stärkt die Nerven und beruhigt bei Ängsten.

Befreit von Stress, entspannt und hilft bei Migräne.

Basilikum stärkt die Intuition, zeigt uns andere Sehweisen und Perspektiven auf. Er hilft, Lösungen für Probleme zu finden.

2 Teelöffel auf 250 ml heißes Wasser, 10 Minuten zugedeckt ziehen lassen, abseihen. 3 Tassen täglich trinken.

Beifußkraut (Herba Artemisiae)

Bluthochdruck der Frauen in den Wechseljahren.

Durchblutungsstörungen und Ödeme (Flüssigkeitsansammlungen im Körpergewebe) der Frauen in den Wechseljahren.

Wetterfühligkeit und Depressionen.

Bei Kopfschmerzen, Schwindel und Nervenschwäche (Neurasthenie).

Stärkt die Leber und die Verdauungsorgane.

Obstipation (Verstopfung)

Gastritis (Magenschleimhautentzündung) durch zuviel Magensäure.

Beruhigt die Magennerven.

Wirkt krampflösend und ausgleichend auf das vegetative Nervensystem.

Kräftigt das Immun- und Hormonsystem der Frauen.

Bei Unterleibsblutungen

Zur Vorbeugung von Demenz und Arteriosklerose.

1 Teelöffel auf 1 Tasse (200 ml), mit heißem Wasser übergießen, 10 Minuten zugedeckt ziehen lassen, abseihen. Täglich 3 Tassen trinken.

Benediktenkraut (Herba Cardui benedikti)
Hypertonie wegen Leberschwäche und erhöhtem Cholesterinspiegel.
Kräftigt die Leber und Verdauungsorgane.
Magenbeschwerden wegen zuwenig Magensäure.
Die Bitterstoffe bewirken auch eine Anregung der Speichel- und Magendrüsen.
Nervenschwäche (Neurasthenie) und depressive Verstimmungen.
Wetterfühligkeit, Schlaflosigkeit
Zur Stärkung der Nerven und des Immunsystems.
Durchblutungsstörungen und Arteriosklerose.
Demenz
1 Teelöffel auf 1 Tasse (200 ml), mit heißem Wasser übergießen, 10 Minuten zugedeckt ziehen lassen, abseihen. Täglich 3 Tassen trinken.

Berberitzenfrüchte (Sauerdorn, Fructi Berberidis vulgaris)
Bluthochdruck wegen einer Übersäuerung des Körpers sowie einer Schwäche der Leber und Nieren.
Gicht und erhöhter Harnsäurespiegel.
Wirken leber- und nierenstärkend.
Bei Neigung zu Gallensteinen und Uratsteinen (Steine in den Harnwegen).
Berberitzenfrüchte wirken leicht abführend und helfen bei Verstopfung.
1 Teelöffel auf 1 Tasse (250 ml) Wasser, 1 Minute köcheln, 10 Minuten zugedeckt ziehen lassen, auspressen. 3 Tassen täglich trinken.

Besenginsterkraut (Herba Spartii)
Bluthochdruck wegen einer Herzinsuffizienz (Herzschwäche).
Kräftigt den Herzmuskel, fördert seine Durchblutung und
verhindert dessen Verkalkung (Coronarsklerose).
Schneller Puls - Besenginster wirkt regulierend auf das
Reizleitungssystem des Herzens.
Wassersucht (Ödeme) bedingt durch eine Leber- und
Herzschwäche.
Besenginster stimuliert und kräftigt die Leber.
Durchblutungsstörungen und Arteriosklerose
1 Teelöffel auf 1 Tasse (200 ml), mit heißem Wasser übergießen, 10
Minuten zugedeckt ziehen lassen, abseihen. Täglich 3 Tassen
trinken.

Betonienkraut (Herba Betonicae)
Hypertonie wegen Nervenschwäche (Neurasthenie) und
Überlastung.
Wetterfühligkeit, Depressionen, Schlaflosigkeit
Schwindel mit Störungen der Bewegungsabläufe.
Wechseljahresbeschwerden der Frauen.
Blutungen und Veränderungen an der Gebärmutter.
Demenz mit Störungen der Bewegungsabläufe.
Gastritis und Magengeschwür mit Blutungen.
Bei Asthma bronchiale
Wirkt schleimverdünnend, schleimlösend und entkrampfend.
1 Teelöffel mit 1 Tasse heißem Wasser (200 ml) übergießen, 10
Minuten zugedeckt ziehen lassen, abseihen. 3 Tassen täglich
trinken.

Bibernellwurzel (Radix Pimpinellae)
Bluthochdruck durch eine Übersäuerung des Körpers.
Erhöhte Cholesterin- und Blutfettwerte.
Gicht und erhöhter Harnsäurespiegel.
Ödeme (Wasseransammlungen im Körper)
Wirkt entsäuernd, harntreibend, ausschwemmend, entgiftend und
steinlösend.
Schwindel, Durchblutungsstörungen und Arteriosklerose mit
Störungen der Bewegungsabläufe.
Regt den Stoffwechsel des Körpers an und stärkt die
Verdauungsorgane.
Schwerhörigkeit und Lähmungen der Gehörnerven.
Blasenentzündung
Asthma bronchiale
Heiserkeit
Zur Vorbeugung einer Demenz.
2 Eßlöffel auf einen halben Liter Wasser, über Nacht zugedeckt
kalt ansetzen, 1 Minute aufkochen, 10 Minuten zugedeckt ziehen
lassen, abseihen, den Rest im Sieb kräftig ausdrücken. Über den
Tag verteilt trinken.

Birkenblätter (Folia Betulae)
Bluthochdruck wegen einer Übersäuerung des Körpers und einer
Nierenschwäche.
Bei Flüssigkeitsansammlungen (Ödeme) im Körper wegen einer
Nierenschwäche.
Ein Tee aus Birkenblättern erhöht die Harnmenge und fördert so
die Ausscheidung von Harnsäure.
Ein Diuretikum - wirkt ausschwemmend, entgiftend, entsäuernd
und harntreibend.
Bei Neigung zu Harnsteinen.
Bei einer Entzündung der Blase und der Nieren.
1 Esslöffel auf 1 Tasse heißes Wasser, 15 Minuten zugedeckt
ziehen lassen, abseihen. 3 Tassen täglich trinken.

Bitterkleeblätter (Folia Trifolii fibrini)
Hypertonie wegen einer Schwäche der Verdauungsorgane.
Erhöhter Cholesterinspiegel
Stoffwechselanregend und verdauungsfördernd.
Bei Verstopfung, Blähungen, Darmkrämpfen und
Darmentzündungen.
Magenkrämpfe und chronische Magenschleimhautentzündungen.
Bitterkleeblätter kräftigen den Magen und das Leber-Galle-System.
Entzündungen des Leber-Galle-Systems.
Leberstoffwechselanregend und verdauungsfördernd.
1 Teelöffel auf 1 Tasse (200 ml) heißes Wasser, 15 Minuten
zugedeckt ziehen lassen, abseihen, auspressen. 3 Tassen täglich
trinken.

Bockshornkleesamen (Semen Foenu graeci)
Bluthochdruck mit Kopfschmerzen wegen einer Schwäche der
Verdauungsdrüsen.
Bei erhöhten Cholesterin- und Blutfettwerten.
Bockshornkleesamen wirkt appetitanregend, kräftigt das
Immunsystem und den Stoffwechsel (wichtig bei der Behandlung
und Vorbeugung des hohen Blutdrucks).
Hilft bei Verstopfung (Obstipation).
Bockshornkleesamen stimulieren die Verdauung.
Gastritis und Magengeschwür.
Wirkt entzündungswidrig auf die Schleimhaut von Magen und
Darm.
Bildet einen Schutzschleim auf der Magenschleimhaut.
Allgemeine körperliche Schwäche, Immunschwäche und
Erschöpfung.
Bei Eisenmangel (Anämie)
Wechseljahresbeschwerden der Frauen.
Durchblutungsstörungen und Arteriosklerose
Niedriger Blutdruck
2 Teelöffel mit 1 Tasse (250 ml) heißem Wasser überbrühen, 10
Minuten zugedeckt ziehen lassen, abseihen. 3 Tassen täglich
trinken.

Bohnenschalen ohne Samen (Fructi Phaseoli sine semine)
Hypertonie bei erhöhtem Harnsäurespiegel, Blutzucker (Diabetes) und Ascites (Bauchwassersucht).
Bohnenschalen sind bewährte Harnsäurelöser und fördern die Harnsäureausscheidung.
Wirken nierenanregend
Ein Hauptmittel zur Anregung der Diurese (Ausschwemmung) von Ödemen (Flüssigkeitsansammlungen im Körpergewebe).
Blasen- und Nierenentzündung.
3 Esslöffel auf 1 Liter Wasser, 5 Minuten kochen, 15 Minuten zugedeckt ziehen lassen, abseihen.
Täglich 1 Liter trinken. Wegen der entwässernden Wirkung nicht nach 17 Uhr.

Rezept für eine Bohnenschalensuppe zur Senkung des Blutzucker- und Harnsäurespiegels: 3 Hände voll grüne Bohnenschalen auf 1,5 l Wasser, 3 bis 4 Stunden köcheln. Es bleibt eine Abkochung von einem halben bis einem dreiviertel Liter. Während des Tages trinken.
Wirkt ausschwemmend bei Nierenödemen (nierenbedingte Wasseransammlungen im Körper).

Boldoblätter (Folia Boldo)
Bluthochdruck wegen erhöhten Cholesterin- und Blutfettwerten und einer Nierenschwäche.
Boldo regt die Leber zu vermehrter Gallebildung an. Dies ist wichtig zum Abbau von erhöhten Cholesterinwerten im Blut.
Lebererkrankungen, Leber- und Nierenschwäche.
Ödeme (Flüssigkeitsansammlungen im Körpergewebe) wegen einer Schwäche der Leber und der Nieren.
Bei Verstopfung und Blähungen.
Bei Neigung zu Gallensteinen.
Wirken anregend und kräftigend auf die Leber, Galle sowie den gesamten Harntrakt.
Blasenentzündung
3 Esslöffel auf 1 Liter heißes Wasser (oder 8 Stunden als Kaltauszug), 15 Minuten zugedeckt ziehen lassen, abseihen und tagsüber trinken.

Boretschblüten (Flores Boraginis)
Bei Bluthochdruck und Herzklopfen.
1 Teelöffel auf 1 Tasse (200 ml), mit heißem Wasser übergießen, 10 Minuten zugedeckt ziehen lassen, abseihen. Täglich 2 Tassen trinken.

Brennesselkraut und Blätter (Herba Urticae, Folia Urticae)
Hypertonie wegen einer Stoffwechselschwäche und Übersäuerung des Körpers.
Wirkt entsäuernd, entgiftend, ausschwemmend und blutreinigend.
Bei erhöhten Cholesterin- und Blutfettwerten.
Leberschwäche
Gicht und erhöhter Harnsäurespiegel.
In den Blättern steckt ein Stoff, der Gelenkentzündungen stoppen kann.
Scheidet Harnsäure aus.
Zur Stärkung des Immunsystems.
Flüssigkeitseinlagerungen (Ödeme) im Körper.
Kurbelt den Stoffwechsel, die Abwehr und die Harnausscheidung an.
Bei Uratsteinen in den Nieren.
Eisenmangel (Anämie, Blutarmut)
Stimuliert die Blutbildung bei Eisenmangel.
Enthält Eisen und fördert die Eisenaufnahme.
Bei Durchblutungsstörungen und Arteriosklerose.
Schwächezustände
Hautauschläge (Ekzeme)
2 Teelöffel auf 1 Tasse (200 ml) heißes Wasser, 10 Minuten zugedeckt ziehen lassen, abseihen. 3mal täglich 1 Tasse trinken.

Buchweizenkraut
Bluthochdruck wegen allgemeiner körperlicher Schwäche.
Buchweizen verbessert die Blutzirkulation in den kleinsten Arterien und Venen. Dadurch werden die Körperzellen besser mit Sauerstoff und Nährstoffen versorgt sowie die Säuren im Gewebe abtransportiert.
Bewährt bei Gicht und erhöhtem Harnsäurespiegel.
Schwäche des Bindegewebes.
Zur Kräftigung der Blutgefäße und des Bindegewebes.
Bei Ödemen (Flüssigkeitsansammlungen im Körpergewebe)
Dichtet die Blutgefäße ab und beugt Wasseransammlungen (Ödeme) im Körper vor.
Buchweizen stärkt das Immunsystem.
Bewährt bei körperlicher Schwäche und zur Appetitanregung.
Sehr hilfreich bei der Behandlung einer Gastritis (Magenschleimhautentzündung).
2 Teelöffel Buchweizenkraut mit 200 ml kochendem Wasser übergießen, 10 Minuten zugedeckt ziehen lassen, abseihen. 3 Tassen über den Tag verteilt trinken, mindestens 3 Monate lang.

Cactusblüten (Königin der Nacht, Flores Cacti grandiflorus)
Hypertonie mit Herzangst, Herzbeklemmungen und Herzunruhe.
Zur Herzberuhigung
1 Teelöffel auf 1 Tasse (200 ml), mit heißem Wasser übergießen, 10 Minuten zugedeckt ziehen lassen, abseihen. Täglich 3 Tassen trinken.

Diptamwurzel (Radix Diptamni)
Bluthochdruck wegen Wetterfühligkeit, Depressionen und Nervenschwäche (Neurasthenie).
Überlastung
Neigung zur Hysterie.
Demenz
1 Teelöffel auf 250 ml heißes Wasser, 5 Minuten köcheln, 15 Minuten zugedeckt ziehen lassen, abseihen. Über den Tag verteilt 2 Tassen trinken.

Eberrautenkraut (Herba Abrotani)
Bluthochdruck mit Schwindel
Wetterfühligkeit, Depressionen
Allgemeine Schwächezustände
Immunschwäche und Anämie (Eisenmangel, Blutarmut).
Bei erhöhten Cholesterin- und Blutfettwerten.
Zur Senkung eines erhöhten Cholesterinspiegels im Blut.
Leberleiden wegen einer Drüsenschwäche.
Ein hervorragendes Mittel zur Anregung der Drüsenfunktionen
(wichtig zur Behandlung und Vorbeugung einer Hypertonie).
Gicht und erhöhter Harnsäurespiegel.
Chronische Gastritis und Magengeschwür.
Zur Stärkung des Immunsystems und der Abwehrkräfte
(verhindert so die Ansiedelung des Bakteriums Helicobacter pylori
im Magen).
Demenz
Durchblutungsstörungen und Arteriosklerose.
2 Teelöffel auf 1 Tasse (200 ml) heißes Wasser, 10 Minuten
zugedeckt ziehen lassen, abseihen. 3mal täglich 1 Tasse trinken.

Eberwurz (Radix Carlinae)
Hypertonie wegen Nervenschwäche (Neurasthenie) und
Überlastung.
Durchblutungsstörungen und Arteriosklerose.
Wetterfühligkeit, Depressionen, Schlaflosigkeit, Müdigkeit
Zur Kräftigung des Stoffwechsels und des Immunsystems.
Bei einer Schwäche der Verdauungsorgane.
Demenz
1 Teelöffel auf 250 ml heißes Wasser, 5 Minuten köcheln, 15
Minuten zugedeckt ziehen lassen, abseihen. Über den Tag verteilt 2
Tassen trinken.

Ehrenpreiskraut (Herba Veronicae)
Bluthochdruck wegen einer Leberschwäche und Übersäuerung des Körpers.
Ehrenpreiskraut wirkt entsäuernd, entgiftend, ausschwemmend und blutreinigend.
Ödeme (Flüssigkeitsansammlungen im Körpergewebe) wegen einer Leberschwäche.
Bei erhöhten Cholesterin- und Blutfettwerten.
Wirkt stoffwechselstärkend und leberkräftigend.
Chronische Erkrankungen wegen einer Übersäuerung des Körpers.
Magenschleimhautentzündung, Magen- und Darmgeschwüre.
Bei Juckreiz und nässenden Hautausschlägen.
Hilft bei Haarausfall mit juckender und nässender Kopfhaut.
Bei Nieren- und Blasenentzündung.
3 Esslöffel auf 1 Liter heißes Wasser (oder 8 Stunden als Kaltauszug), 15 Minuten zugedeckt ziehen lassen, abseihen und tagsüber trinken.

Eisenkraut (Herba Verbenae)
Hypertonie mit Kopfschmerzen wegen einer Stoffwechselschwäche und Übersäuerung des Körpers.
Bei erhöhten Cholesterin- und Blutfettwerten wegen einer Leberschwäche.
Ödeme (Flüssigkeitsansammlungen im Körpergewebe) wegen einer Leberschwäche.
Gastritits (Magenschleimhautentzündung) mit Blähungen und Durchfall.
Bei chronischen Erkrankungen der Magen- und Darmschleimhaut.
Wirkt ausschwemmend und löst die Harnsäure im Körper.
Bei chronischen Erkrankungen und Infektionen.
Zur Kräftigung des Immunsystems.
Stimuliert den Stoffwechsel.
Bei Anämie (Blutarmut, Eisenmangel) und niedrigem Blutdruck.
Bei Asthma bronchiale und chronischer Bronchitis.
Bewährt bei Kopfschmerzen und chronischem Schwindel.
Schlaflosigkeit, Nervenschwäche (Neurasthenie), Müdigkeit und Überlastung.
Neigung zu Hysterie und Hypochondrie (der eingebildete Kranke).

Eisenkraut wirkt stimmungsaufhellend und vitalisierend.
Demenz
Durchblutungsstörungen und Arteriosklerose.
2 Teelöffel mit 1 Tasse (250 ml) heißem Wasser überbrühen, 10
Minuten zugedeckt ziehen lassen, abseihen. 3 Tassen täglich
trinken.

Enzianwurzel (Radix Gentianae)
Bluthochdruck und allgemeine körperliche Schwäche.
Kräftigt das Herz, die Blutgefäße, die Leber, die
Bauchspeicheldrüse, den Magen und fördert die Resorption
(Aufnahme) von wichtigen Nährstoffen. Ein starker Magen steigert
das Wohlbefinden und die Stimmung.
Regt den Kreislauf, die Verdauungsorgane und das Immunsystem
an.
Bei erhöhten Cholesterin- und Blutfettwerten.
Sodbrennen, Magenschleimhautentzündung und Blähungen
(drücken auf das Herz).
Eisenmangel (Anämie, Blutarmut)
Die Enzianwurzel ist eisenhaltig und fördert die Blutbildung.
Stärkt die Milz (wichtig für die Behandlung einer Anämie und zur
Stärkung des Immunsystems).
Fördert die Eisenresorption (Eisenaufnahme) im Dünndarm.
Durchblutungsstörungen und Arteriosklerose
Wetterfühligkeit
3 Teelöffel auf einen halben Liter Wasser, 6 Stunden kalt ansetzen,
2 Minuten aufkochen, 10 Minuten zugedeckt ziehen lassen,
abseihen. Tagsüber trinken

Erdrauchkraut (Herba Fumariae)
Bluthochdruck wegen einer Stoffwechselschwäche.
Stimuliert den gesamten Stoffwechsel. Erdrauchkraut ist ein
Stoffwechselmittel ersten Ranges.
Bei erhöhten Cholesterin- und Blutfettwerten.
Erhöhter Harnsäurespiegel
Bei Neigung zu Gallensteinen und bei Leberschwellung.
Bewährt bei chronischen Erkrankungen und Leberschwäche.
Bei Wassersucht (Ödeme) wegen einer Lebererkrankung.
Beseitigt den Blutrückstau von der Leber.
Zur Entgiftung und Blutreinigung.
Abwehrsteigernd, krebsvorbeugend und
leberstoffwechselanregend.
Eisenmangel (Blutarmut, Anämie)
Wetterfühligkeit, Schwindel, Nervenschwäche (Neurasthenie),
Reizbarkeit
Neigung zu Hysterie und Hypochondrie (der eingebildete Kranke).
Durchblutungsstörungen und Arteriosklerose.
Bei chronischen und immer wiederkehrenden Hautausschlägen.
Bewährt bei chronischem Rheuma.
2 Teelöffel mit 1 Tasse (250 ml) heißem Wasser überbrühen, 10
Minuten zugedeckt ziehen lassen, abseihen. 3 Tassen täglich
trinken.

Faulbaumrinde (Cortex Frangulae)
Hypertonie und Kopfschmerzen wegen einer Übersäuerung des
Körpers.
Gicht und erhöhter Harnsäurespiegel.
Regt den Stoffwechsel an.
Resorbiert giftige Darmstoffe.
Bindet Toxine, Säuren sowie Schlacken und scheidet diese aus.
Bewährt bei Obstipation (Verstopfung begünstigt Migräne und
Kopfschmerzen, schwächt die körpereigene Abwehrkraft und den
Stoffwechsel).
1 Teelöffel auf 1 große Tasse (250 ml) Wasser 6 bis 8 Stunden (z.
B. über nacht) kalt ansetzen, 5 Minuten köcheln, 15 Minuten
zugedeckt ziehen lassen, abseihen. 2 Tassen über den Tag verteilt
trinken.

Frauenmantelkraut (Herba Alchemillae vulgaris)
Bluthochdruck der Frauen bedingt durch Hormonstörungen.
Schwindel, Nervenschwäche und Überlastung der Frauen.
Frauenmantelkraut wirkt hormonell ausgleichend,
stoffwechselanregend und abwehrsteigernd.
Kräftigt die Blutgefäße und den Stoffwechsel der Frauen in den
Wechseljahren.
Bei Senkungsbeschwerden der Frauen zur Stärkung von Bändern
und Bindegewebe.
Bei Blutungen
Depressionen der Frauen verbunden mit Regelstörungen.
Hypochondrie (die eingebildete Kranke)
Schlafstörungen und Wetterempfindlichkeit
Zur Vorbeugung und Behandlung von Ödemen
(Flüssigkeitsansammlungen im Körpergewebe) und einer
Immunschwäche der Frauen in den Wechseljahren.
Durchblutungsstörungen und Arteriosklerose der Frauen.
2 Teelöffel auf 250 ml heißes Wasser, 10 Minuten zugedeckt ziehen
lassen, abseihen. 3 Tassen täglich trinken.

Gänsefingerkraut (Herba Potentillae anserinae)
Hypertonie und Herzschmerzen wegen vegetativer Störungen.
Wirkt ausgleichend auf das vegetative Nervensystem.
Wechseljahresbeschwerden und Blutungen der Frauen.
Kopfschmerzen und Wetterfühligkeit.
Gastritis (Magenschleimhautentzündung), Blähungen, Durchfall
und Koliken.
Beruhigt die Magennerven.
Kräftigt die Nerven und die Funktionen des Verdauungssystems.
Haarausfall durch vegetative Störungen.
2 Teelöffel auf 250 ml heißes Wasser, 10 Minuten zugedeckt ziehen
lassen, abseihen. 3 Tassen täglich trinken.

Gartenrautenkraut (Weinrautenkraut, Rautenkraut, Herba Rutae)
Hypertonie wegen Durchblutungsstörungen.
Reguliert die Blutzirkulation.
Wirkt blutverdünnend und durchblutungsfördernd (öffnet die kleinen Blutgefäße) und kräftigt die Blutgefäße.
Stärkt den Blutkreislauf.
Wetterfühligkeit und Nervosität.
Hysterie
Lähmungsartige Zustände
Wirkt krampflösend (spasmolytisch)
Ein Klassiker zur Vorbeugung und Behandlung von Demenz, Arteriosklerose und Durchblutungsstörungen.
1 Teelöffel auf 1 Tasse (200 ml), mit heißem Wasser übergießen, 10 Minuten zugedeckt ziehen lassen, abseihen. Täglich 3 Tassen trinken.

Gingko Biloba-Blätter
Hypertonie wegen Durchblutungsstörungen und Arteriosklerose.
Gingko biloba wirkt abwehrsteigernd, konzentrationsfördernd, energiespendend und durchblutungsfördernd.
Fördern die Versorgung der Körperzellen mit Nährstoffen und Sauerstoff.
Zur Vorbeugung von Krebserkrankungen und zur Stärkung des Immunsystems.
Gingkoblätter enthalten das zur Abwehrsteigerung so wichtige Germanium.
Germanium spielt im Immunsystem eine wichtige Rolle. Es stimuliert die körpereigene Produktion von Interferon - das sind Eiweisskörper zur Abwehr von Krebs - sowie die Wirkung der Makrophagen (Fresszellen) und Lymphozyten.
Germanium hilft, Gifte aus dem Körper auszuleiten. Selbst Umweltgifte (verursachen eine Hypertonie, Herzschwäche, Zellblockaden, chronische Erkrankungen und Schwächung unserer Abwehrkräfte) wie z. B. die Schwermetalle Quecksilber aus Amalgam-Zahnfüllungen und Cadmium kann Germanium neutralisieren.
Bei Menschen mit chronischen Beschwerden und Immunschwäche ist vielfach der Fluß der Körperenergie geschwächt oder blockiert.

Germanium kann die Blockaden auflösen, die Energie wieder in Balance bringen und so einen Heilungsprozess in Gang setzen.
Demenz
1 Teelöffel auf 1 Tasse heißes Wasser (200 ml), 10 Minuten zugedeckt ziehen lassen, abseihen. 3 Tassen täglich trinken.

Ginsengwurzel (Radix Ginseng)
Hypertonie und Herzangst mit allgemeiner körperlicher Schwäche.
Regt den Kreislauf an.
Ginsengwurzel wirkt ausgleichend auf das zentrale Nervensystem.
Erhöht die Sauerstoffaufnahme des Körpers.
Wetterfühligkeit, Nervenschwäche (Neurasthenie), Abgeschlagenheit, Schwindel, Konzentrationsstörungen, Depressionen und Überlastungskopfschmerzen
Zur Vorbeugung und Behandlung einer Demenz.
Schaufensterkrankheit (Claudicatio intermittens) und Arteriosklerose.
1 Eßlöffel auf einen halben Liter Wasser, über Nacht zugedeckt kalt ansetzen, 1 Minute aufkochen, 10 Minuten zugedeckt ziehen lassen, abseihen, den Rest im Sieb kräftig ausdrücken. Über den Tag verteilt trinken.

Goldrutenkraut (Herba Solidaginis virgaureae)
Hoher Blutdruck wegen einer Nierenschwäche.
Bei nierenbedingtem Bluthochdruck.
Nierenbedingte Ödeme (Flüssigkeitsansammlungen im Körpergewebe)
Nieren- und Blasenkrankheiten.
Die Goldrute kräftigt die Nieren und regt die Ausscheidung (Diurese) von Ödemen, Säuren und Stoffwechselschlacken an.
Zur Stärkung der körpereigenen Abwehr. Die Nieren sind sehr wichtig für ein intaktes Immunsystem.
Chronische Entzündungen und immer wiederkehrende Hauterkrankungen. Haut und Nieren sind aus naturheilkundlicher Sichtweise eng verwandt.
3 Esslöffel auf 1 Liter heißes Wasser (oder 8 Stunden als Kaltauszug), 15 Minuten zugedeckt ziehen lassen, abseihen und tagsüber trinken.

Grüner Hafer
Bluthochdruck wegen erhöhten Harnsäurewerten.
Hafertee enthält Kieselsäure, die den Harnsäurespiegel im Blut
senkt und die Säureausscheidung über die Nieren steigert.
Für den Tee 2 Teelöffel mit 200 Milliliter heißem Wasser
übergießen, zehn Minuten zugedeckt ziehen lassen, abseihen. Im
Rahmen einer vierwöchigen Kur drei Tassen Haferkraut-Tee über
den Tag verteilt trinken.

Harongarinde und Wurzel (Cortex Harongae, Radix Harongae)
Bluthochdruck wegen Erkrankungen der Leber und der
Bauchspeicheldrüse (Pankreas).
Gicht, erhöhter Harnsäure- und Cholesterinspiegel wegen einer
Schwäche der Bauchspeicheldrüse (Pankreas) und der Leber.
Stimuliert die Leber und wirkt galletreibend. Dadurch wird
Cholesterin abgebaut.
Hilft bei Verstopfung, Verdauungsstörungen und Blähungen (oft
die Verursacher von Kopfschmerzen).
Verdauungsstörungen wegen einer Schwäche der
Bauchspeicheldrüse (Pankreas).
Kräftigt die Bauchspeicheldrüse, Leber und Galle.
Chronische Gastritis und Magengeschwür mit
Verdauungsstörungen und Blähungen.
1 Teelöffel auf 1 Tasse (200 ml) kaltes Wasser, 8 Stunden kalt
ansetzen, 2 Minuten aufkochen, 15 Minuten zugedeckt ziehen
lassen, abseihen. Tagsüber 2 Tassen trinken.

Hauhechelkraut (Herba Ononidis)
Hypertonie wegen einer Schwäche der Nieren (nierenbedingter
Bluthochdruck), Leber und Bauchspeicheldrüse.
Ein kräftiges Diuretikum. Regt die Ausscheidung von Säuren und
Stoffwechselendprodukten über die Nieren an.
Kräftigt die Leber, Galle und Bauchspeicheldrüse.
Verdauungsstörungen
Bei Neigung zu Nieren- und Gallensteinen.
Nässende Hautausschläge
1 Teelöffel auf 1 Tasse (200 ml), mit heißem Wasser übergießen, 10
Minuten zugedeckt ziehen lassen, abseihen. Täglich 3 Tassen
trinken.

Heidekraut (Herba Ericae)
Bluthochdruck wegen einer Nierenschwäche.
Schwindel
Durchblutungsstörungen und Ödeme (Flüssigkeitsansammlungen
im Körpergewebe).
Kräftigt die Nieren.
Zur Vorbeugung von Nierensteinen.
1 Esslöffel auf 1 Tasse (200 ml) geben, kurz aufkochen, dann 10
Minuten zugedeckt ziehenlassen, abseihen.
4 Tassen täglich trinken.

Herzgespannkraut (Herba Leonuri cardiacae)
Hypertonie und Herzbeschwerden mit Herzunruhe,
Wetterfühligkeit, Nervenschwäche (Neurasthenie) und depressiven
Zuständen.
Schlaflosigkeit wegen Nervosität und Herzneurosen.
Zur Herzberuhigung und Herzkräftigung.
Wirkt ausgleichend auf das vegetative Nervensystem.
Bewährt auch bei Herzschmerzen bedingt durch Blähungen
(Meteorismus).
1 Teelöffel auf 1 Tasse (200 ml), mit heißem Wasser übergießen, 10
Minuten zugedeckt ziehen lassen, abseihen. Täglich 3 Tassen
trinken.

Heublumen (Flores Graminis)
Hypertonie wegen Durchblutungsstörungen und dickem Blut.
Ödeme (Flüssigkeitsansammlungen im Körpergewebe) wegen einer
Schwäche der Blutgefäße.
Heublumen kräftigen die Blutgefäße und fördern deren Elastizität.
Wirken blutverdünnend und durchblutungsfördernd.
Zur Vorbeugung und Behandlung einer Arteriosklerose und
Demenz.
1 Teelöffel auf 1 Tasse (200 ml), mit heißem Wasser übergießen, 10
Minuten zugedeckt ziehen lassen, abseihen. Täglich 3 Tassen
trinken.

Hirtentäschelkraut (Herba Bursae pastoris)
Bluthochdruck und Herzschwäche.
Stärkt den Herzmuskel, reguliert den Blutdruck und Puls.
Durchblutungsstörungen, Arteriosklerose und Ödeme
(Flüssigkeitsansammlungen im Körpergewebe) wegen einer
Schwäche der Blutgefäße.
Kräftigt und tonisiert die Blutgefäße.
Wirkt entkrampfend und vegetativ ausgleichend.
Eisenmangel (Anämie, Blutarmut)
Hirtentäschel ist eisenhaltig und fördert die Blutbildung.
Kräftigt die Milz (wichtig für die Behandlung von Depressionen,
einer Immunschwäche und Blutarmut).
Fördert die Eisenresorption im Dünndarm (wichtig für ein
gesundes Herz und ein starkes Immunsystem).
Stoppt Blutungen - wirkt zusammenziehend und blutstillend.
Beugt Nierensteinen vor.
Bewährt bei einer Nierenentzündung.
Wirkt regenerierend auf die Nierengefäße.
Magenblutungen
2 Teelöffel mit 1 Tasse (250 ml) heißem Wasser überbrühen, 10
Minuten zugedeckt ziehen lassen, abseihen. 3 Tassen täglich
trinken.

Hohlzahnkraut (Herba Galeopsidis)
Hypertonie und allgemeine körperliche Schwächezustände.
Enthält Kieselsäure und Eisen zur Stärkung des Herzens, der
Blutgefäße, des Bindegewebes und der Gelenke.
Altbewährt zur Stärkung des Immunsystems.
Anämie (Eisenmangel, Blutarmut) und Kieselsäuremangel.
Wetterfühligkeit und Depressionen.
Bei Neigung zu Blutungen.
Bei Senkungsbeschwerden und Inkontinenz der Frauen zur
Stärkung von Bändern und Bindegewebe.
Wechseljahresbeschwerden der Frauen.
Arteriosklerose
Demenz
2 Teelöffel mit 1 Tasse (250 ml) heißem Wasser überbrühen, 10
Minuten zugedeckt ziehen lassen, abseihen. 3 Tassen täglich
trinken.

Hopfenblüten (Flores Humuli lupuli)
Bluthochdruck mit Herzneurosen, Schwindel, Wetterfühligkeit und
Erregungszuständen.
Wirken beruhigend und kräftigend auf das Nervenkostüm.
1 Teelöffel auf 1 Tasse (200 ml), mit heißem Wasser übergießen, 10
Minuten zugedeckt ziehen lassen, abseihen. Täglich 3 Tassen
trinken.

Johannisbeerblätter, Schwarze (Folia Ribis nigri)
Bluthochdruck wegen Gicht und erhöhtem Harnsäurespiegel.
Schon im Mittelalter war die schwarze Johannisbeere als
"Gichtbeere" bekannt. Man wußte schon damals, dass sie vor
Gichtattacken schützen kann.
Zur Vorbeugung von Krebserkrankungen und zur Stärkung des
Immunsystems.
Wirken antiinfektiös, abwehrsteigernd und kräftigen den
Stoffwechsel.
Zwei gehäufte Teelöffel Blätter der schwarzen Johannisbeere in
einen Kochtopf geben, mit 250 ml kaltem Wasser übergießen.
Langsam bis zum Sieden erhitzen und sofort abseihen. Täglich 3
Tassen trinken.

Johanniskraut (Herba Hyperici)
Die Hypertonie hat psychische Ursachen.
Bei Depressionen und zur Nervenstärkung.
Johanniskraut wirkt hormonell ausgleichend.
Bei psychischen Verstimmungen. Johanniskraut stabilisiert die Psyche.
Stimmungsaufhellend, stärkt das Gemüt.
Johanniskraut kräftigt die Leber und stärkt den Leberstoffwechsel.
Lähmungen der Gehörnerven.
Der Wirkstoff Hypericin reguliert wichtige Botenstoffe wie Serotonin, Dopamin und Noradrenalin. Die volle Wirkung entfaltet sich nach 6 Wochen.
Hypericin erhöht die Lichtempfindlichkeit der Haut. Meiden Sie daher direktes Sonnenlicht. Johanniskraut kann auch die Wirkung anderer Medikamente (z. B. von Blutverdünnern) beeinflussen. Besprechen Sie dies mit Ihrem Therapeuten.
1 Teelöffel mit 1 Tasse heißem Wasser (200 ml) übergießen, 10 Minuten zugedeckt ziehen lassen, abseihen. 3 Tassen täglich trinken.

Kava Kava Wurzel (Radix Kava Kava)
Hoher Blutdruck mit Nervenschwäche (Neurasthenie), Nervosität, Stress, Müdigkeit und Abgeschlagenheit.
Wetterfühligkeit und Kopfschmerzen.
Depressive Verstimmungen
Wirkt nervenstärkend und psychisch aufhellend.
Schmerzen
1 Teelöffel auf 250 ml heißes Wasser, 5 Minuten köcheln, 20 Minuten zugedeckt ziehen lassen, abseihen. Über den Tag verteilt 2 Tassen trinken.

Klettenkraut und Klettenwurzel (Herba Bardanae, Radix Bardanae)
Bluthochdruck wegen einer Übersäuerung des Körpers.
Wirken harntreibend, entsäuernd, entgiftend, entschlackend und
blutreinigend.
Regen den Stoffwechsel an und kräftigen die Verdauung.
Ödeme (Flüssigkeitsansammlungen im Körpergewebe) wegen einer
Leber- und Stoffwechselschwäche.
Geschwüre und Entzündungen im Magen-Darmbereich.
Hautausschläge
Bei Haarausfall und Ausschlägen auf der Kopfhaut.
Die Zubereitung von Klettenkraut: 1 Teelöffel auf 1 Tasse (200
ml), mit heißem Wasser übergießen, 10 Minuten zugedeckt ziehen
lassen, abseihen. Täglich 3 Tassen trinken.
Die Zubereitung der Klettenwurzel: 1 Teelöffel auf 1 große Tasse
(250 ml) Wasser, 6 bis 8 Stunden (z. B. über nacht) kalt ansetzen, 5
Minuten köcheln, 15 Minuten zugedeckt ziehen lassen, abseihen.
Täglich 2 Tassen trinken.

Krappwurzel (Färberröte, Radix Rubiae tinctorum)
Hypertonie und körperliche Schwächezustände.
Arteriosklerose, Wetterfühligkeit, Depressionen
Ein Spezifikum bei schwachen Blut- und Lymphgefäßen.
Ein hervorragendes Mittel bei Stoffwechselstörungen und zur
allgemeinen Kräftigung.
Bewährt bei Anämie (Eisenmangel, Blutarmut).
Enthält viele Mineralstoffe zur Kräftigung von Herz, Blutgefäßen,
Immunsystem, Nerven und Stoffwechsel.
Die Krappwurzel kräftigt den gesamten Organismus.
Bei einer Veranlagung zu Gallen- und Nierensteinen.
Die Krappwurzel kräftigt bei einer Gastritis die Magenschleimhaut.
Immer wiederkehrende Entzündungen.
Bei Senkungsbeschwerden (fördern eine Inkontinenz) der Frauen
zur Stärkung von Bändern und Bindegewebe.
2 Esslöffel auf einen halben Liter Wasser, über Nacht zugedeckt
kalt ansetzen, 1 Minute aufkochen, 10 Minuten zugedeckt ziehen
lassen, abseihen, den Rest im Sieb kräftig ausdrücken. Über den
Tag verteilt trinken.
Auch als Tinktur einnehmen: 20 Tropfen in den Tee dazugeben.

Kurkumawurzel (Rhizoma Curcumae)
Bluthochdruck wegen Erkrankungen der Leber.
Erhöhter Cholesterinspiegel
Ödeme (Flüssigkeitsansammlungen im Körpergewebe) wegen einer
Leberschwäche.
Kräftigt die Leber und wirkt galletreibend (die Galle ist wichtig für
den Fettstoffwechsel und der Motor des Darmes).
Verstopfung und Verdauungsstörungen mit Blähungen (fördern
Kopfschmerzen).
Demenz und Alzheimer.
1 Teelöffel auf 1 Tasse (200 ml) kaltes Wasser, 8 Stunden kalt
ansetzen, 2 Minuten aufkochen, 15 Minuten zugedeckt ziehen
lassen, abseihen. Tagsüber 2 Tassen trinken.

Wissenswertes zu Kurkuma: Haben Sie jemals Curry gegessen? Die
gelbe Farbe im Curry kommt von dem Gewürz Kurkuma und ist
eines der leistungsstärksten Antioxidantien für die Gesundheit.

In Indien wird Kurkuma seit Jahrtausenden als Farbstoff, Gewürz
(darmanregend) und in der traditionellen ayurvedischen Medizin
verwendet. Kurkuma ist eines der Gewürze, welches die
Fettverbrennung und die Heilkraft unterstützt. Es bekämpft freie
Radikale, wirkt entzündungshemmend und antibakteriell. Diesem
Gewürz wird ein reinigender und energiespendender Effekt
zugesprochen.

Die indische Heilmedizin Ayurveda verwendet dieses Gewürz, um
den Körper zu reinigen, bei Arthritis und Arthrose, Rheuma,
Arteriosklerose, Verdauungsbeschwerden, Diabetes, zur
Behandlung von Fieber, Infektionen, Leberleiden und bei
Gallenblasenproblemen.

Alles langfristige Schädigungen durch freie Radikale (schwächen
das Hormon- und Immunsystem, begünstigen Bluthochdruck,
Demenz, Rheuma, Arteriosklerose, Osteoporose, Diabetes,
Übergewicht und Zelldegeneration).

Kurkuma gegen Demenz und Alzheimer: Studien bei der indischen Bevölkerung haben gezeigt, dass Alzheimer und Demenz bei der älteren Bevölkerung wenig verbreitet sind aufgrund der hohen Verwendung von Curry bei den Mahlzeiten.

An Alzheimer Erkrankte haben ein bestimmtes Plaque im Gehirn, welches vermutlich die Ursache von Alzheimer ist. Kurkuma ist in der Lage, dieses Plaque zu zerstören und das Hirn so zu schützen.

Lavendelblüten (Flores Lavandulae)
Bluthochdruck mit Unruhe, Nervosität, Gliederzittern und Kopfschmerzen.
Wetterfühligkeit und depressive Zustände.
Lavendelblüten wirken beruhigend und ausgleichend auf das gesamte Nervensystem, fördern die Durchblutung und halten die Blutgefäße elastisch.
Blähungen wegen einem nervösen Darm (drücken auf das Herz).
Zur Vorbeugung und Behandlung von Durchblutungsstörungen und einer Arteriosklerose.
1 Teelöffel auf 1 Tasse (200 ml), mit heißem Wasser übergießen, 10 Minuten zugedeckt ziehen lassen, abseihen. Täglich 3 Tassen trinken.

Liebstöckelwurzel und Kraut (Radix cum Herba Levistici)
Bluthochdruck wegen einer Herz- und Nierenschwäche.
Herzinsuffizienz (Herzschwäche) und Herzbeklemmung.
Wassersucht (Ödeme) wegen einer Herz- und Nierenschwäche.
Fördert die Durchblutung des Urogenitaltrakts und kräftigt den Herzmuskel.
Wirken ausschwemmend, entsäuernd und entzündungswidrig.
Bei Schwindel und Durchblutungsstörungen.
1 Teelöffel auf 1 Tasse (250 ml) Wasser, 4 Minuten köcheln, 10 Minuten zugedeckt ziehen lassen, abseihen. Täglich 3 Tassen trinken.

Löwenzahnkraut und Löwenzahnwurzel (Herba Taraxaci, Radix Taraxaci)

Hypertonie wegen Funktionsstörungen von Leber, Galle, Bauchspeicheldrüse und Nieren.

Kräftigen das Leber-Galle-System und die Bauchspeicheldrüse.

Fördern die Gallebildung (die Galle ist der Motor des Dünndarms und wichtig für die Fettverdauung).

Stärken den Darm. Der größte Teil unseres Immunsystems liegt im Lymphgewebe der Darmschleimhaut.

Altbewährt zur Behandlung von Gicht und erhöhtem Harnsäurespiegel.

Wirken entgiftend, entwässernd, entsäuernd, stoffwechselbelebend und kräftigend auf die Nieren und die Verdauungsorgane.

Reinigen das Blut und stimulieren den Stoffwechsel.

Zur Stärkung des Immunsystems.

Flechten und Ekzeme.

Nicht bei Gallensteinen anwenden.

Die Teezubereitung der Löwenzahnwurzel (geschnitten): 3 Teelöffel auf 500 ml Wasser. Zubereitung als Kaltauszug 8 Stunden, anschließend 2 Minuten aufkochen, 10 Minuten zugedeckt ziehen lassen, abseihen. Tagsüber trinken.

Die Teezubereitung von Löwenzahnkraut: 2 Teelöffel auf 1 Tasse (200 ml) heißes Wasser, 10 Minuten zugedeckt ziehen lassen, abseihen. 3mal täglich 1 Tasse trinken.

Lykopuskraut (Wolfskraut, Herba Lycopi europ.)

Hoher Blutdruck wegen einer Schilddrüsenüberfunktion.

1 Teelöffel auf 1 Tasse (200 ml), mit heißem Wasser übergießen, 10 Minuten zugedeckt ziehen lassen, abseihen. Täglich 3 Tassen trinken.

Maisgriffel (Stigmata maydis)

Bluthochdruck wegen Rheuma und erhöhter Harnsäurewerte.

Ödeme (Flüssigkeitsansammlungen im Körper)

Wirken harntreibend, entsäuernd entschlackend und nierenstärkend.

2 Teelöffel auf 1 Tasse (200 ml) geben, kurz aufkochen, dann 10 Minuten zugedeckt ziehenlassen, abseihen. 3 Tassen täglich trinken.

Mannstreukraut und Mannstreuwurzel (Herba Eryngii planum, Radix Eryngii planum)

Bluthochdruck und Kopfschmerzen der Frauen verbunden mit Regelstörungen.

Nervenschwäche (Neurasthenie) und Depressionen der Frauen durch Regelstörungen.

Wirkt menstruationsfördernd

Harntreibend

Bei entzündeter Kopfhaut.

Hilfreich bei Hautkrankheiten.

Bei Asthma bronchiale, Keuchhusten und Reizhusten.

Die Zubereitung von Mannstreukraut: 1 Teelöffel auf 1 Tasse (200 ml), mit heißem Wasser übergießen, 10 Minuten zugedeckt ziehen lassen, abseihen. Täglich 3 Tassen trinken.

Die Zubereitung der Mannstreuwurzel: 1 Teelöffel auf 250 ml heißes Wasser, 5 Minuten köcheln, 15 Minuten zugedeckt ziehen lassen, abseihen. Über den Tag verteilt 2 Tassen trinken.

Mariendistelsamen (Semen Cardui marianae)

Hypertonie durch eine Schwäche der Leber.

Chronische Leber-Galle-Erkrankungen

Kräftigen das Funktionsgewebe der Leber und unterstützen sie in Ihrer Entgiftungs- und Stoffwechselfunktion.

Ödeme (Flüssigkeitsansammlungen im Körpergewebe) wegen einer Leberschwäche.

Zur Stoffwechselanregung, Entgiftung und Blutreinigung.

Sehr bewährt zur Behandlung von Hämorrhoiden bedingt durch Leber-Galle-Erkrankungen.

Enthalten das zur Psoriasisbehandlung wichtige Silymarin.

2 Teelöffel pro Tasse (250 ml), 2 Minuten aufkochen, 8 Minuten zugedeckt ziehen lassen, abseihen. 3 Tassen täglich trinken.

Meisterwurz (Rhizoma Imperatoriae)
Hoher Blutdruck wegen einer Immun- und Stoffwechselschwäche.
Chronische Lebererkrankungen
Bei erhöhtem Cholesterinspiegel (Hypercholesterinämie).
Ein großes Mittel zur Anregung der Leberfunktionen.
Kräftigt und normalisiert das Immunsystem.
Altbewährt bei der Behandlung von Allergien (sind oft die Ursache für Kopfschmerzen).
1 Teelöffel auf 1 Tasse (200 ml) kaltes Wasser, 8 Stunden kalt ansetzen, 2 Minuten aufkochen, 15 Minuten zugedeckt ziehen lassen, abseihen. Tagsüber 3 Tassen trinken.

Melissenkraut und Blätter (Herba Melissae, Folia Melissae)
Hypertonie wegen vegetativer Beschwerden.
Wetterfühligkeit, Hypochondrie (der eingebildete Kranke) und Herzunruhe.
Melisse stärkt Herz und Nerven.
Gastritis
Wirken beruhigend und krampflösend auf die Magennerven.
Bei Blähungen
Demenz
Lähmungsartige Erscheinungen
1 Teelöffel mit 1 Tasse heißem Wasser (200 ml) übergießen, 10 Minuten zugedeckt ziehen lassen, abseihen. 3 Tassen täglich trinken.

Mistelkraut (Herba visci albi)
Hypertonie durch arterielle Durchblutungsstörungen.
Blutdruckschwankungen
Fördert die Herzdurchblutung und wirkt blutdrucknormalisierend.
Bei Wechseljahresbeschwerden der Frauen mit Blutungen,
Schwindel und Blutdruckschwankungen.
Zur Vorbeugung von Krebserkrankungen und zur Kräftigung des
Immunsystems.
Altbewährt bei der Vorbeugung und Behandlung von Demenz und
Arteriosklerose.
1 Teelöffel auf 1 Tasse (200 ml), mit heißem Wasser übergießen, 10
Minuten zugedeckt ziehen lassen, abseihen. Täglich 3 Tassen
trinken.

Odermennigkraut (Herba Agrimoniae)
Hypertonie wegen einer Leber- und Nierenschwäche.
Erhöhter Cholesterinspiegel und erhöhte Harnsäurewerte.
Hilft bei der Ausscheidung der Harnsäure.
Wirkt nierenanregend, reguliert den Leberstoffwechsel und fördert
den Gallefluss.
Ödeme (Wassersucht) wegen einer Leber- und Nierenschwäche.
Fördert die Harnstoffbildung und Wasserausscheidung.
Regt die Verdauung, den Stoffwechsel und das Immunsystem an.
Schwacher Magen und Darm.
Verstopfung (Obstipation)
Stimuliert die Durchblutung der Verdauungsorgane.
Bewährt bei Ascites (Bauchwassersucht).
Anämie (Eisenmangel) und Verdauungsstörungen.
Agrimonia fördert die Eisenaufnahme im Dünndarm (Eisen ist
wichtig für ein starkes Herz, den Leberstoffwechsel und das
Immunsystem).
Scharfer Urin, Nieren- und Blasenbeschwerden.
Nierengries und Nierensteine.
Reinigt, entsäuert und entschlackt den Körper.
Bei Blutungen zur Beeinflussung der Blutgerinnungsfaktoren.
1 Teelöffel auf 1 Tasse (200 ml), mit heißem Wasser übergießen, 10
Minuten zugedeckt ziehen lassen, abseihen. Täglich 3 Tassen
trinken.

Oleanderblätter (Folia Oleandri)
Hoher Blutdruck (Hypertonie)
Oleander kräftigt den Herzmuskel und fördert die
Lungendurchblutung.
Schwindel, Durchblutungsstörungen und Arteriosklerose.
Bei Ödemen (Wasseransammlungen im Körper) wegen einer
Herzschwäche.
1 Teelöffel auf 1 Tasse (200 ml), mit heißem Wasser übergießen, 10
Minuten zugedeckt ziehen lassen, abseihen. Täglich 3 Tassen
trinken.

Passionsblumenkraut (Herba Passiflora incarnata)
Hypertonie wegen Unruhe, Nervenschwäche (Neurasthenie) und
Nervosität.
Wetterfühligkeit, Depressionen und Schlafstörungen.
Wirkt beruhigend und ausgleichend auf das gesamte Nervenkostüm
und vegetativ ausgleichend.
1 Teelöffel auf 1 Tasse (200 ml), mit heißem Wasser übergießen, 10
Minuten zugedeckt ziehen lassen, abseihen. Täglich 3 Tassen
trinken.

Petersilienfrüchte und Samen (Fructi cum Semen Petroselini
sativum)
Bluthochdruck wegen einer Übersäuerung des Körpers.
Gicht und erhöhte Harnsäurewerte.
Bei Harnwegsinfektionen, Harnsteinleiden und Blasenentzündung.
Ödeme (Wasseransammlungen im Körpergewebe)
Wirken entsäuernd, harntreibend, gewebereinigend,
abwehrsteigernd und ausschwemmend (diuretisch).
Altbewährt bei Asthma bronchiale.
1 Teelöffel auf 1 Tasse (250 ml) heißes Wasser, 10 Minuten
zugedeckt ziehen lassen, abseihen. Täglich 2 Tassen trinken.
Tipp: Geben Sie 3 Tropfen Oleum Petroselini (Petersilienöl) in
einen Nierentee (verstärkt die Teewirkung).

Petersilienwurzel (Radix Petroselini)
Wirkt wie die Petersilienfrüchte und Samen (Fructi cum Semen
Petroselini sativum), nur intensiver:
Hypertonie wegen einer Übersäuerung des Körpers.
Gicht und erhöhte Harnsäurewerte.
Bei Harnwegsinfektionen, Harnsteinleiden und Blasenentzündung.
Ödeme (Wasseransammlungen im Körpergewebe)
Wirken entsäuernd, harntreibend, gewebereinigend,
abwehrsteigernd und ausschwemmend (diuretisch).
Altbewährt bei Asthma bronchiale.
3 Esslöffel auf 1 Liter Wasser, 8 Stunden kalt ansetzen (z. B. über
Nacht), 1 Minute aufkochen, 15 Minuten zugedeckt ziehen lassen,
abseihen. Über den Tag verteilt trinken.
Die Wurzel können Sie auch kleingeschnitten als Gewürz in den
Salat geben.

Pfingstrosenwurzel (Radix Paeoniae)
Bluthochdruck wegen Störungen des vegetativen Nervensystems.
Wirkt ausgleichend und beruhigend auf das gesamte vegetative
Nervensystem.
1 Teelöffel auf 1 große Tasse (250 ml) Wasser 6 bis 8 Stunden (z.
B. über nacht kalt ansetzen, 5 Minuten köcheln, 15 Minuten
zugedeckt ziehen lassen, abseihen. Täglich 2 Tassen trinken.

Quittenfrüchte (Fructi Cydoniae)
Bluthochdruck und Kopfschmerzen der Frauen durch
Regelstörungen.
Bei ausbleibender Regelblutung.
Nervenschwäche und Depressionen der Frauen durch
Regelstörungen.
1 Teelöffel auf 1 Tasse (200 ml), mit heißem Wasser übergießen, 10
Minuten zugedeckt ziehen lassen, abseihen. Täglich 3 Tassen
trinken.

Sandstrohblumen (Flores Stoechados)
Bluthochdruck wegen Leberschwäche und erhöhtem
Cholesterinspiegel im Blut (Hypercholesterinämie).
Wirken bei Hypercholesterinämie galletreibend. Dies ist wichtig
beim Abbau von Cholesterin.
1 Teelöffel auf 1 Tasse (200 ml) heißes Wasser, 15 Minuten
zugedeckt ziehen lassen, abseihen, auspressen. 3 Tassen täglich
trinken.

Schafgarbenkraut (Herba Millefolii)
Hypertonie und Kreislaufbeschwerden mit allgemeiner körperlicher
Schwäche.
Kräftigt den Kreislauf und reguliert den Blutdruck.
Tonisiert und stärkt den Herzmuskel sowie die Blutgefäße. So wird
der Körper besser mit Sauerstoff und Nährstoffen versorgt, der
Stoffwechsel angeregt und das Immunsystem gestärkt.
Ödeme (Wasseransammlungen im Körpergewebe) wegen einer
Leberschwäche.
Altbewährt zur Entsäuerung, Entgiftung und Blutreinigung.
Hilft bei Anämie (Eisenmangel, Blutarmut) und
Schwächezuständen.
Schafgarbe ist eisenhaltig und fördert die Blutbildung.
Kräftigt die Milz (wichtig für die Behandlung einer Anämie und zur
Stärkung des Immunsystems).
Fördert die Eisenresorption (Eisenaufnahme) im Dünndarm. Eisen
ist wichtig für ein starkes Herz.
Schwäche des Stoffwechsels, der Verdauungsorgane und der
Blutgefäße.
Schafgarbe reguliert die Verdauungssäfte.
Stauungen der Gallenwege - wirkt galletreibend.
Stärkt das Immunsystem, fördert und reguliert die Durchblutung
und kräftigt die Verdauungsorgane.
Entzündungen der Magen- und Darmschleimhaut,
Magengeschwür.
Wirkt zusammenziehend (adstringierend) auf die entzündete
Magenschleimhaut.
Lindert Magenschmerzen und Magenkrämpfe.
Blähungen, Durchfall und Spasmen (Bauchkrämpfe).

Entstaut und entkrampft den gesamten Bauchraum.
Stoppt Blutungen, Entzündungen und Kopfschmerzen.
Zur Vorbeugung und Behandlung von Demenz und
Arteriosklerose.
Bei Asthma bronchiale und chronischer Bronchitis.
Schafgarbenkraut fördert die Kopfdurchblutung.
2 Teelöffel mit 1 Tasse (250 ml) heißem Wasser überbrühen, 10
Minuten zugedeckt ziehen lassen, abseihen. 5 Tropfen Arnika
Urtinktur und 1 Teelöffel guten Honig dazugeben. 3 Tassen täglich
trinken.

Spargelwurzel (Radix Asparagi)
Hypertonie und Ödeme wegen einer Nierenschwäche.
Altbewährt bei Wasseransammlungen im Körper.
Wirkt harntreibend, entsäuernd, entgiftend und schwemmt
Stoffwechselschlacken aus.
Gicht und erhöhte Harnsäurewerte.
Zur Durchspülungstherapie der Blase und der Nieren.
3 Esslöffel auf 1 Liter Wasser, 5 Minuten kochen, 15 Min.
zugedeckt ziehen lassen, abseihen. Täglich 1 Liter trinken, wegen
der entwässernden Wirkung aber nicht nach 17 Uhr.

Steinkleekraut (Herba Meliloti)
Bluthochdruck wegen Durchblutungsstörungen und einem
Lymphstau.
Wirkt blutverdünnend, fördert die Durchblutung und den
Lymphfluss.
Pflegt und kräftigt die Blut- und Lymphgefäße.
Zur Vorbeugung und Behandlung von Demenz und
Arteriosklerose.
Zur Stärkung und Entschlackung der Haut, der Blutgefäße und des
Bindegewebes.
Ödeme (Flüssigkeitsansammlungen im Körpergewebe)
2 Teelöffel Steinkleekraut mit 200 ml Wasser überbrühen, 10
Minuten zugedeckt ziehen lassen, abseihen. 6 Wochen lang täglich
3 Tassen trinken.

Steinsamen (Ackerhirse, Semen Milii)
Bluthochdruck wegen Gicht und erhöhter Harnsäurewerte.
Ödeme (Flüssigkeitsansammlungen im Körpergewebe)
Wirkt ausschwemmend und vorbeugend gegen die Bildung von
Nierensteinen (wichtig bei erhöhten Harnsäurewerten).
1 Esslöffel auf 1 Tasse (250 ml) geben, kurz aufkochen, dann 10
Minuten zugedeckt ziehenlassen, abseihen. 3 Tassen täglich trinken.

Stiefmütterchenkraut (Herba Violae tricoloris)
Hypertonie und Kopfschmerzen wegen Gicht und erhöhten
Harnsäurewerten.
Ödeme (Wassersucht)
Wirkt stark ausschwemmend.
Baut Harnsäure ab.
Zur Vorbeugung von Nierengries und Harnsteinen (wichtig bei
erhöhten Harnsäurewerten).
Blasenentzündung
Gesichtsekzeme und fettige Hautausschläge.
Haarausfall und juckende Ekzeme auf der Kopfhaut.
1 Teelöffel auf 1 Tasse (200 ml), mit heißem Wasser übergießen, 10
Minuten zugedeckt ziehen lassen, abseihen. Täglich 3 Tassen
trinken.

Süßholzwurzel (Radix Liquiritiae)
Bluthochdruck und Kopfschmerzen wegen einer Übersäuerung des Körpers.
Wirkt harntreibend, ausschwemmend und entgiftend.
Beseitigt abwehrschwächende Stoffwechselschlacken und entsäuert den Körper. Schwemmt die Harnsäure aus.
Stoffwechselanregend
Durchblutungsstörungen und Wasseransammlungen (Ödeme) im Körper.
Bei Magengeschwür und Magenschleimhautentzündung.
Beruhig die Magenschleimhaut.
Wirkt leicht abführend und ist deshalb für den Dauergebrauch nicht geeignet.
Süßholzwurzel (Radix Liquiritiae) ist der Hauptbestandteil von Lakritze.
1 Teelöffel auf 1 große Tasse (250 ml) Wasser 6 bis 8 Stunden (z. B. über nacht kalt ansetzen, 5 Minuten köcheln, 15 Minuten zugedeckt ziehen lassen, abseihen. Täglich 2 Tassen trinken.

Taubnesselkraut, weiße (Herba Lamii albi)
Bluthochdruck und Kopfschmerzen der Frauen im Klimakterium (Wechseljahre) durch die hormonelle Umstellung.
Reguliert das hormonelle Gleichgewicht der Frauen.
Bei Blutungen der Frauen in den Wechseljahren.
Kräftigt die Blutgefäße und fördert die Durchblutung des Körpers.
Gastritis und Magengeschwür mit Durchfall und Anämie (Blutarmut).
Taubnesselkraut heilt die entzündete Magenschleimhaut.
Schwindel wegen Durchblutungsstörungen und einer Arteriosklerose.
Eisenmangel
Immunschwäche bedingt durch einen Eisenmangel.
Kräftigt das Immunsystem.
Demenz
Haarausfall
2 Teelöffel mit 1 Tasse (250 ml) heißem Wasser überbrühen, 10 Minuten zugedeckt ziehen lassen, abseihen. 3 Tassen täglich trinken.

Traubensilberkerzenwurzel
Hypertonie der Frauen durch die hormonelle Veränderung in den
Wechseljahren.
Reguliert das Nervensystem und den Östrogenhaushalt der Frauen.
Bei Bauch- und Rückenschmerzen der Frauen in den
Wechseljahren.
3 Esslöffel mit 750 ml Wasser 8 Stunden kalt ansetzen (z. B. über
nacht), 3 Minuten aufkochen, 15 Minuten zugedeckt ziehen lassen,
abseihen. Über den Tag verteilt trinken.

Vogelknöterichkraut (Herba Polygoni aviculare)
Hypertonie wegen einer Leberschwäche und erhöhtem
Cholesterinspiegel im Blut.
Regt die Galleproduktion der Leber an. Dies wiederum unterstützt
den Darm bei der Fettverdauung. Die Galle ist der Motor des
Dünndarms und unterstützt den Fettstoffwechsel (wichtig bei
erhöhtem Cholesterinspiegel).
Ödeme (Flüssigkeitsansammlungen im Körpergewebe) wegen einer
Leberschwäche.
Hilft bei Verstopfung und Blähungen.
Gastritis und Magengeschwür.
Beruhigt die Magenschleimhaut.
Wirkt harntreibend, ausschwemmend und entschlackend.
Bei Blasenentzündung, Nierengries und Blutungen der Harnwege.
Bei Blutungen der Frauen in den Wechseljahren.
2 Teelöffel auf 1 Tasse (250 ml), 1 Minute köcheln, 10 Minuten
zugedeckt ziehen lassen, abseihen. 2 Tassen über den Tag verteilt
trinken.

Wacholderbeeren (Fructi Juniperi, Baccae Juniperi)
Bluthochdruck wegen einer Übersäuerung des Körpers und einer
Nierenschwäche.
Durchblutungsstörungen und Ödeme (Wassersucht) wegen einer
Schwäche der Nieren und des Magens.
Wirken ausschwemmend, entschlackend, blutreinigend und
abwehrsteigernd.
Entgiften den Organismus und stärken das Immunsystem.
Entsäuern den Körper und stärken den Magen und die Nieren.
Lösen die Harnsäure im Körper.
Wacholderbeeren sind eisenhaltig und fördern die Blutbildung
(wichtig für ein gesundes Herz).
Sie kräftigen die Blutgefäße, die Nieren und den Magen (wichtig bei
der Behandlung und Vorbeugung einer Immunschwäche und
einem Eisenmangel wegen zu wenig Magensäure).
Erleichtern Asthmatikern das Atmen.
Fördern das Wachstum der Haare.
Nicht bei einer akuten Nierenerkrankung anwenden, da
Wacholderbeeren stark nierenanregend wirken.
3 Teelöffel auf einen halben Liter Wasser, 6 Stunden kalt ansetzen,
2 Minuten aufkochen, 10 Minuten zugedeckt ziehen lassen,
abseihen. Tagsüber trinken

Altbewährt zur Blutreinigung, bei Ödemen, zur Ausschwemmung
von Stoffwechselschlacken und zur Abwehrsteigerung ist auch eine
Wacholderbeerkur: Am ersten Tag 1 Beere gut kauen und
schlucken, am 2. Tag 2 Beeren usw. Hoch bis auf 15 Beeren, dann
wieder zurück bis auf 1 Beere.

Wegwartenwurzel (Radix Cichorii)
Hypertonie wegen Erkrankungen der Leber (Hepatopathien) und
einer Leberschwäche.
Kräftigt die Leberfunktion und fördert den Gallefluss.
Erhöhter Cholesterinspiegel im Blut (Hypercholesterinämie).
Wirkt leber- und galleanregend. Senkt so den Cholesterinspiegel.
Leberbedingte Ödeme (Flüssigkeitsansammlungen im
Körpergewebe)
Schleimlösend bei einer Bronchitis.
1 Teelöffel auf 1 Tasse (200 ml) kaltes Wasser, 8 Stunden kalt
ansetzen, 2 Minuten aufkochen, 15 Minuten zugedeckt ziehen
lassen, abseihen. Tagsüber 2 Tassen trinken.

Weißdornblüten und Blätter (Flores cum Folia Crataegi),
Weißdornfrüchte (Fructi Crataegi)
Hoher Blutdruck und Herzinsuffizienz (Herzschwäche).
Weißdorn wirkt blutdrucknormalisierend und herzkräftigend.
Schwindel, Durchblutungsstörungen, Wetterfühligkeit, Ödeme,
Kreislaufbeschwerden, Depressionen und Schlafstörungen durch
ein schwaches und unruhiges Herz.
Zur Vorbeugung einer Durchblutungsstörung und Verkalkung der
Herzkranzgefäße.
Bei Herzunruhe und Kreislaufschwäche.
Weißdorn erweitert die Herzkranzgefäße, fördert die
Herzdurchblutung, stärkt die Schlagkraft des Herzens, senkt die
Pulsfrequenz und normalisiert den Herzrhythmus.
1 Teelöffel auf 1 Tasse (200 ml), mit heißem Wasser übergießen, 10
Minuten zugedeckt ziehen lassen, abseihen. Täglich 3 Tassen
trinken.

Wermutkraut (Herba Absinthii)

Hypertonie und Herzschwäche wegen Umweltgiften und einer Schwäche der Verdauungsorgane.

Scheidet stoffwechselblockierende Umweltgifte aus.

Stärkt und stimuliert die Verdauungsorgane.

Bei Gastritis und Sodbrennen wegen einer Übersäuerung des Magens.

Bauchschmerzen bei nüchternem Magen (deutet auf eine Entzündung des Dünndarms hin).

Blähungen

Hilft bei Anämie (Eisenmangel, Blutarmut).

Fördert die Eisenresorption.

Wechseljahresbeschwerden der Frauen.

Wetterfühligkeit, Nervenschwäche (Neurasthenie) und Depressionen.

Stärkt das Immunsystem.

Allergisches Asthma bronchiale

Bewährt bei Haarausfall und Schwindel.

Zur Vorbeugung und Behandlung einer Demenz.

2 Teelöffel mit 1 Tasse (250 ml) heißem Wasser überbrühen, 10 Minuten zugedeckt ziehen lassen, abseihen. 3 Tassen täglich trinken.

Zinnkraut (Ackerschachtelhalm, Schachtelhalm, Herba Equisetum arvense)

Hypertonie (hoher Blutdruck) und Herzschwäche wegen einer Stoffwechsel- und Immunschwäche sowie bei einer Übersäuerung des Körpers.

Arteriosklerose

Enthält Kieselsäure (Silicea), Kalium, Calcium, Magnesium und Eisen zur Stärkung des Herzens und des Bindegewebes.

Wirkt entsäuernd, ausschwemmend, entgiftend, kräftigend, gewebestärkend und entzündungswidrig.

Bindet und scheidet Stoffwechsel- und Umweltgifte aus.

Stärkt das Immunsystem und regt den Stoffwechsel an.

Ein mildes Diuretikum zur Ausschwemmung von Ödemen (Wassereinlagerungen im Körpergewebe).

Bei Senkungsbeschwerden der Frauen zur Stärkung von Bändern und Bindegewebe.

Blut- und lymphgefäßkräftigend.

Wirkt stärkend auf den gesamten Organismus.

Blutungsneigung der Magen- und Darmschleimhaut.

Stärkt die Magen- und Darmschleimhaut.

Bei Anämie (Eisenmangel) und Blutungsneigung.

Eisenhaltig und fördert die Blutbildung.

Stimuliert die Eisenresorption (Eisenaufnahme) im Dünndarm.

Kräftigt die Milz (wichtig für die Behandlung einer Anämie und zur Stärkung des Immunsystems).

Kräftigt das Lungen- und Herzgewebe, fördert die Durchblutung der Lunge und stärkt die Blutgefäße. So wird das Herz besser mit Sauerstoff und Nährstoffen versorgt sowie der Stoffwechsel angeregt.

Sehr hilfreich bei Steinleiden und einer Blasenentzündung.

Desinfiziert die Harnwege und reinigt den gesamten Urogenitaltrakt.

Wetterfühligkeit und Nervenschwäche (Neurasthenie).

Ekzeme (Ausschläge) der Haut.

2 Teelöffel mit 1 Tasse (250 ml) heißem Wasser überbrühen, 10 Minuten zugedeckt ziehen lassen, abseihen. 3 Tassen täglich trinken.

Machen Sie bei hohem Blutdruck auch Saft-Kuren zur Stoffwechselanregung und Blutreinigung:

1) 50% Brennessel, 20% Löwenzahn und dazu 30% abwechselnd von einer der nachstehenden Pflanzen: Bärlauch, Schafgarbe, Brunnenkresse, Spitz- oder Breitwegerich. Mit einem Fleischwolf oder einer Saftpresse auspressen.

Beginnen Sie mit 1 Teelöffel dieser Mischung + 5 Teelöffeln Wasser. Jeden Tag 1 Teelöffel mehr + 5fache Menge an Wasser oder Buttermilch (keine Obstsäfte). Machen Sie diese Trink-Kur 3 Wochen lang.

2) Geben Sie je 2 bis 3 Esslöffel pro Tag in einen der obigen Tees: Erste Woche Löwenzahnsaft, zweite Woche Wacholdersaft, dritte Woche Birkensaft, vierte Woche Selleriesaft, fünfte Woche Petersiliensaft.

Teerezepte bei Bluthochdruck

1) Teerezept bei zu hohem Blutdruck (Hypertonie):
Mistelkraut, Weißdornblätter und Weißdornblüten, Birkenblätter,
Melissenblätter je 25 Gramm
2 Esslöffel dieser Mischung mit einem halben Liter heißem Wasser
übergießen, 10 Minuten zugedeckt ziehenlassen, abseihen.
Tagsüber trinken

2) Teerezept bei hohem Blutdruck (Hypertonie):
Herba Visci albi (Mistelkraut), Folia Crataegi (Weißdornblätter),
Fructi Crataegi (Weißdornfrüchte), Fucus vesiculosus (Blasentang,
nicht bei Schilddrüsenüberfunktion), Herba Meliloti
(Steinkleekraut) aa 20.0, Herba Bursae pastoris
(Hirtentäschelkraut), Herba Melissae (Melissenkraut), Herba
Artemisiae (Beifußkraut), Herba Potentillae anserinae
(Gänsefingerkraut), Radix Taraxaci (Löwenzahnwurzel), Flores
Lavandulae (Lavendelblüten) aa 10.0
3 Esslöffel auf 750 ml Wasser, kalt ansetzen, 2 Minuten aufkochen,
15 Minuten zugedeckt ziehen lassen, abseihen. Tagsüber trinken

3) Teerezept bei hohem Blutdruck (Hypertonie):
Mistelkraut (Herba Visci albi) 40.0, Arnikablüten (Flores Arnicae)
10.0, Weißdornblüten (Flores Crataegi) 20.0, Zinnkraut (Herba
Equiseti) 10.0, Melissenblätter (Folia Melissae) 10.0, Hopfenblüten
(Strobuli Lupuli) 5.0, Rautenblätter (Folia Rutae) 5.0
2 Esslöffel auf einen halben Liter heißes Wasser, 15 Minuten
ziehen lassen, abseihen. Tagsüber trinken

4) Tee bei Hypertonie:
Flores Crataegi (Weißdornblüten), Herba Equiseti (Zinnkraut) aa
25.0, Stipites Visci albi (Mistelstiele) 50.0
1 Esslöffel auf 1 Tasse, 5 Minuten kochen, 10 Minuten zugedeckt
ziehen lassen, abseihen. Morgens und abends 1 Tasse trinken.

5) Tee bei hohem Blutdruck und bei Altersherz:
Oleanderblätter (Folia Oleandri) 12.0, Weißdornblüten (Flores Crataegi) 10.0, Weißdornblätter (Folia Crataegi) 35.0, Arnikablüten (Flores Arnicae) 10.0, Mistelkraut (Herba Visci albi) 15.0, Pfefferminzblätter (Folia Menthae piperitae) 10.0, Artischockenkraut (Herba Cynarae) 8.0
2 Esslöffel auf einen halben Liter heißes Wasser, 10 Minuten zugedeckt ziehen lassen, abseihen. Tagsüber trinken

Teerezepte bei hohem Blutdruck und Herzbeschwerden:

1) Bei hohem Blutdruck und unruhigem Herz:
Melissenblätter 20 g, Mistelkraut 10 g, Baldrianwurzel 20 g, Frauenmantelkraut 10 g, Lavendelblüten 10 g, Schlehenblüten 10 g, Nelkenwurz 10 g
1 Teelöffel auf 250 ml Wasser, kalt ansetzen, 2 Minuten aufkochen, 10 Minuten zugedeckt ziehen lassen, abseihen. Morgens und abends 250 ml trinken.

2) Bei hohem Blutdruck und Herzklopfen:
Benediktenwurz 20 g, Schlehenblüten 20 g, Baldrianwurzel 20 g, Maiglöckchen 20 g, Lavendelblüten 20 g
1 Teelöffel auf 200 ml Wasser, kalt ansetzen, 2 Minuten aufkochen, 10 Minuten zugedeckt ziehen lassen, abseihen. Morgens und abends 200 ml trinken.

3) Bei hohem Blutdruck mit Herzrasen und Herzunruhe:
Herba Spartii scopularia (Besenginsterkraut) 50.0, Herba Millefolii (Schafgarbenkraut) 30.0, Radix Valerianae (Baldrianwurzel) 20.0
1 Teelöffel mit 1 Tasse (200 ml) heißem Wasser übergießen, 15 Minuten zugedeckt ziehen lassen, abseihen. Täglich 2 Tassen trinken.

4) Bei nervös bedingtem hohen Blutdruck und Herzrhythmusstörungen:
Herba Leonurus cardiacus, (Herzgespannkraut), Strobuli lupuli (Hopfenblüten), Herba Hyperici (Johanniskraut), Flores Primulae (Schlüsselblumenblüten) aa ad 100.0
2 Teelöffel auf 1 Tasse heißes Wasser, 10 Minuten zugedeckt ziehen lassen, abseihen. 3 Tassen täglich trinken.

5) Teerezept zur Behandlung von Herzneurosen:
Benediktenwurz 30 g, Melissenblätter 30 g, Pfefferminzblätter 10 g, Maiglöckchen 10 g, Baldrianwurzel 10 g
1 Teelöffel auf 250 ml Liter Wasser, 2 Minuten aufkochen, 10 Minuten zugedeckt ziehen lassen, abseihen. Morgens und abends einen viertel Liter trinken.

6) Tee bei Herzrhythmusstörungen und schnellem Puls:
Herba Sarothamni scop. (Besenginsterkraut) 30.0, Herba Leonuri cardiacus (Herzgespannkraut) 20.0, Folia Melissae (Melissenblätter) 40.0, Folia Menthae piperitae (Pfefferminzblätter) 10.0
2 Teelöffel auf 1 Tasse als Aufguß, 10 Minuten zugedeckt ziehen lassen, abseihen. Täglich 3 Tassen trinken.

Teerezepte zur Vorbeugung und Behandlung einer Hypertonie der Frauen in den Wechseljahren (Klimakterium, Menopause):

1) Teerezept bei Herzschwäche und Wechseljahresbeschwerden:
Frauenmantelkraut (Herba Alchemillae) 20.0, Taubnesselblüten (Flores Lamii albi) 5.0, Gänsefingerkraut (Herba Anserinae) 15.0, Johanniskraut (Herba Hyperici) 10.0, Lavendelblüten (Flores Lavandulae) 10.0, Rosmarinblätter (Folia Rosmarini) 10.0, Traubensilberkerzenwurzel (Radix Cimicifugae) 15.0, Dostenkraut (wilder Majoran, Herba Origani) 5.0, Rauschpfefferwurzel (Rhizoma Kava-Kava) 10.0
4 Teelöffel auf 500 ml kochendes Wasser, 10 Minuten zugedeckt ziehen lassen, abseihen - oder als Kaltauszug 8 Stunden. Über den Tag verteilt trinken.

2) Teerezept bei Bluthochdruck, Schwindel- und Wechseljahresbeschwerden der Frauen:
Anserinenkraut 20 g, Frauenmantelkraut 20 g, Mistelstiele 10 g, Benediktenwurz 10 g, Weißes Taubnesselkraut 20 g, Katzenschwanzkraut 10 g, Kamillenblüten 10 g, Walnußblätter 10 g
3 Esslöffel auf 1 Liter Wasser, kalt ansetzen, 3 Minuten kochen, 10 Min. zugedeckt ziehen lassen, abseihen. Tagsüber schluckweise warm trinken.

3) Tee bei Hypertonie und Schwindel der Frauen in den Wechseljahren:
Herba Lamii albi (Weiße Taubnessel), Folia Rutae (Gartenrautenblätter), Radix Mandragorae (Mandragorawurzel), Folia Rosmarini (Rosmarinblätter), Flores Trifolii fibrini (Bitterkleeblüten), Fucus vesiculosus (nicht bei Schilddrüsenüberfunktion), Herba Abrotani (Eberrautenkraut), Herba Visci albi (Mistelkraut), Herba Meliloti (Steinkleekraut) aa 20.0
3 Teelöffel auf einen halben Liter Wasser als Kaltauszug 8 Stunden kalt ansetzen, abseihen, ausdrücken. Tagsüber trinken

Teerezepte bei hohem Blutdruck und Arterienverkalkung (Arteriosklerose):

1) Herba Equiseti (Zinnkraut) 18.0, Fucus vesiculosus (Blasentang) 2.0, Radix cum Herba Taraxaci (Löwenzahnwurzel und Kraut) 10.0, Herba Visci albi (Mistelkraut) 20.0, Folia Crataegi cum Floribus (Weißdornblätter und Blüten) 20.0, Herba Genistae tinctoriae (Färberginsterkraut) 8.0, Herba Leonuri cardiacae (Herzgespannkraut) 4.0, Flores Calendulae (Ringelblumenblüten) 2.0, Flores Malvae (Malvenblüten) 1.0, Folia Rubi fructicosi (Brombeerblätter) 15.0
2 Esslöffel mit 750 ml heißem Wasser übergießen, 10 Minuten zugedeckt ziehen lassen, abseihen. Tagsüber schluckweise trinken.

2) Meisterwurz 25 g, Schlehdornblüten 25 g, Silbermantelkraut 20 g, Fünffingerkraut 10 g, Mistelkraut 20 g
2 Esslöffel mit 750 ml kaltem Wasser ansetzen, 1 Minute aufkochen, 10 Minuten zugedeckt ziehen lassen, abseihen. Tagsüber trinken

3) Meisterwurz 30 g, Silbermantelkraut 20 g, Lavendelblüten 10 g, Graswurzel 10 g, Mistelkraut 30 g
2 Esslöffel mit 750 ml Wasser kalt ansetzen, 3 Minuten köcheln, 10 Minuten zugedeckt ziehen lassen, abseihen. Tagsüber trinken

4) Herztee bei Hypertonie (Bluthochdruck) und Arteriosklerose, wirkt ausschwemmend:
Folia et Flores Crataegi 20.0 (Weißdornblätter und Blüten, zur Herzpflege), Folia Visci albi 30.0 (Mistelblätter, Hypertonie); Baccae Juniperi 10.0 (Wacholderbeeren, ausschwemmend), Flores Arnicae 20.0 (Arnikablüten, Arteriosklerose), Herba Rutae graveolens 20.0 (Rautenkraut, ausschwemmend), Fructi Cynosbati 30.0 (Hagebuttenfrüchte, ausschwemmend).
3 Esslöffel auf 750 ml Wasser, kalt ansetzen, 2 Minuten aufkochen, 15 Minuten zugedeckt ziehen lassen, abseihen. Tagsüber trinken.

Teerezepte zur Anregung und Stärkung der Nieren. Eine gute Nierenfunktion ist wichtig zur Vorbeugung und Behandlung des Bluthochdrucks.

1) Herba Solidago virgaureae (Goldrutenkraut) 35.0, Fructi Petroselini (Petersilie) 10.0, Fructi Juniperi (Wacholderbeeren) 5.0
2 Teelöffel auf 1 Tasse (250 ml) heißes Wasser, 15 Minuten zugedeckt ziehen lassen, abseihen. 3 Tassen täglich trinken. Nicht länger als 3 Wochen anwenden.

2) Herba Spartii scoparii (Besenginsterkraut) 20.0, Herba Polygoni aviculare (Vogelknöterichkraut), Herba Equiseti (Zinnkraut) aa 25.0, Folia Betulae (Birkenblätter) 30.0
1 Esslöffel auf 1 Tasse Wasser (250 ml) kalt ansetzen, 5 Minuten aufkochen, abseihen. 3mal 1 Tasse täglich trinken.

Teerezepte zur Anregung des Stoffwechsels (wichtig zur Behandlung und Vorbeugung einer Hypertonie):

1) Teerezept zur Stoffwechselanregung, Blutreinigung und Entwässerung:
Radix cum Herba Taraxaci (Löwenzahnwurzel und Kraut) 15.0, Herba Urticae dioicae (Brennessel) 30.0, Fructi Juniperi (Wacholderbeeren) 10.0, Folia Betulae (Birkenblätter) 25.0, Herba Violae tricoloris (Ackerstiefmütterchen) 20.0, Cortex Frangulae (Faulbaumrinde) 20.0, Semen Cynosbati (Hagebutten) 30.0
Geben Sie 3 Esslöffel auf 750 ml Wasser, 8 Stunden kalt ansetzen, 3 Minuten aufkochen, 15 Minuten zugedeckt ziehen lassen, abseihen. 4 Wochen lang tagsüber trinken. Wegen der entwässernden Wirkung nicht nach 17 Uhr.

2) Tee zur Stoffwechselanregung und bei dickem Blut (oft bedingt durch einen erhöhten Cholesterin- und Blutfettspiegel):
Herba Fumariae (Erdrauch) 50.0, Herba Meliloti (Steinklee) 25.0, Radix Sarsaparillae (Sarsaparillwurzel) 15.0, Radix Bardanae (Klettenwurzel) 10.0
2 Esslöffel mit 750 ml Wasser 8 Stunden kalt ansetzen (z. B. über Nacht), 3 Minuten kochen, 15 Minuten zugedeckt ziehen lassen, abseihen. Tagsüber mehrere Monate lang trinken.

3) Stoffwechseltee zur Entschlackung und Entgiftung des Körpers:
Herba Fumariae (Erdrauch) 50.0, Radix cum Herba Taraxaci (Löwenzahnwurzel und Kraut) 30.0, Herba Millefolii (Schafgarbe) 20.0
1 Teelöffel auf 1 Tasse als Aufguß, 15 Minuten zugedeckt ziehen lassen, abseihen. 3 Tassen täglich 4 Wochen lang trinken.

4) Stoffwechsel- und Blutreinigungstee:
Lignum Sassafras (Sassafrasholz), Radix Sarsaparillae, Folia Juglandis (Walnußblätter), Folia Sennae (Sennesblätter), Ligni Guajaci (Guajakholz), Rhizoma Graminis (Queckenwurzelstock) je 15.0. 1 Teelöffel auf 1 Tasse als Dekokt (Abkochung) 5 Minuten, dann 10 Minuten zugedeckt ziehen lassen, abseihen. 2 Tassen täglich ohne Zucker trinken.

5) Stoffwechsel- und Blutreinigungstee zur Entsäuerung, Entgiftung und Entschlackung:
Löwenzahnkraut mit Wurzel 20.0, Taubnesselblüten mit Kraut 15.0, Wacholderbeeren gequetscht 10.0, Süßholzwurzel geschnitten 20.0, Schafgarbenkraut mit Blüten 10.0, Fenchel gequetscht 15.0, Faulbaumrinde geschnitten 10.0
1 Teelöffel auf 1 Tasse, 15 Minuten aufkochen (Dekokt), 10 Minuten zugedeckt ziehen lassen, abseihen. Morgens nüchtern und abends 1 Tasse trinken.

6) Stoffwechsel- und Blutreinigungstee:
Süßholzwurzel 10.0, Fenchel 15.0, Sennesblätter 15.0, Klettenwurzel 20.0, Löwenzahnwurzel 20.0, Queckenwurzel 20.0
2 Teelöffel auf 250 ml Wasser, 15 Minuten aufkochen (Dekokt), 10 Minuten zugedeckt ziehen lassen, anseihen. Morgens trinken

7) Stoffwechsel- und Blutreinigungstee:
Löwenzahnwurzel 20.0, Seggenwurzel 20.0, Süßholzwurzel 20.0, Klettenwurzel 20.0, Queckenwurzel 20.0
1 Teelöffel auf 1 Tasse, 20 Minuten kochen, 10 Minuten zugedeckt ziehen lassen, abseihen. Morgens nüchtern und abends 1 Tasse trinken.

8) Stoffwechsel- und Blutreinigungstee:
Ligni Sassafras, Herba Fumariae (Erdrauch), Ligni Guajaci (Pockholzbaum) je 5.0, Folia Juglandis (Walnußblätter), Folia Sennae (Sennesblätter), Herba Violae tricoloris (Stiefmütterchen) je 20.0, Fructi Foeniculi (Fenchel), Radix Liquiritiae (Süßholzwurzel), Radix Sarsaparillae je 10.0
3 Teelöffel auf einen halben Liter Wasser 8 Stunden kalt ansetzen (z. B. über Nacht), 5 Minuten aufkochen, 15 Minuten zugedeckt ziehen lassen, abseihen. Tagsüber trinken

9) Stoffwechseltee bei unreiner Haut:
Folia Juglandis (Walnußblätter), Herba Violae tricoloris
(Stiefmütterchen), Herba Millefolii (Schafgarbe) je 35 g
1 Teelöffel auf 1 Tasse als Aufguß (also mit heißem Wasser
übergießen), 15 Minuten zugedeckt ziehen lassen, abseihen. Täglich
3 Tassen ohne Zucker trinken.

10) Bittertee bei Verstopfung (Obstipation) und zur Anregung der
Verdauung:
Tausendgüldenkraut (Herba Centaurii) 8 g, Wermutkraut (Herba
Absinthii) 5 g, Kalmuswurzel (Rhizoma Calami) 8 g, Galgantwurzel
(Rhizoma Galangae) 15 g, Pomeranzenschalen (Pericarpium
Aurantii) 10 g, Fenchelfrüchte (Fructi Foeniculi) 15 g,
Condurangorinde (Cortex Condurango) 20 g, Ingwerwurzel
(Rhizoma Zingiberis) 15 g, Jamboulrinde (Cortex Syzygii) 5 g
1 Teelöffel auf 1 Tasse heißes Wasser, 15 Minuten zugedeckt
ziehen lassen, abseihen. 1 Tasse vor dem Essen trinken.

Teerezepte zur Behandlung einer Hypertonie (Bluthochdruck) wegen einer Schwäche der Leber, unseres größten Stoffwechselorgans. Die Tees sollten mindestens 6 Wochen lang täglich getrunken werden.

1) Teerezept bei Leberschwäche, chronischen Leberleiden und nach überstandenen Leberleiden:
Löwenzahnwurzel und Kraut (Radix cum Herba Taraxaci) 30.0, Boldoblätter (Folia Boldo) 10.0, Lavendelblüten (Flores Lavandulae) 10.0, Schafgarbenkraut (Herba Millefolii) 15.0, Bitterkleeblätter (Folia Trifolii fibrini) 5.0, Wermutkraut (Herba Absinthii) 5.0, Kamillenblüten (Flores Chamomillae) 10.0, Pfefferminzblätter (Folia Menthae piperitae) 15.0
3 Esslöffel mit 750 ml heißem Wasser übergießen, 10 Minuten zugedeckt ziehen lassen, abseihen. Tagsüber trinken

2) Tee zur Anregung und Stärkung der Leber:
Folia Combreti (Combretiblätter) 10.0, Flores Stoechados (Strohblumen) 10.0, Herba Absinthii (Wermutkraut) 5.0, Herba Agrimoniae (Odermennigkraut) 20.0, Herba Fumariae (Erdrauchkraut) 10.0, Herba Millefolii (Schafgarbenkraut) 15.0, Radix Angelicae (Engelwurz) 10.0, Radix cum Herba Taraxaci (Löwenzahnwurzel und Kraut) 10.0, Rhizoma Curcumae (Kurkumawurzelstock) 10.0
1 Teelöffel auf 1 Tasse heißes Wasser, 15 Minuten zugedeckt ziehen lassen, abseihen, auspressen. Morgens und um 14 Uhr 1 Tasse trinken.

3) Leberanregender und entsäuernder Tee:
Semen Cardui marianae 50.0 (Mariendistel), Herba Chelidonii 15.0 (Schöllkraut), Rhizoma Tormentillae 15.0 (Blutwurz), Radix cum Herba Taraxaci 15.0 (Löwenzahnwurzel und Kraut), Fructi Anisi (Anis) 20.0, Fructi Foeniculi (Fenchel) 20.0, Folia Menthae crispae (Krausenminze) 15.0
2 Esslöffel auf einen halben Liter Wasser, 8 Stunden kalt ansetzen, 3 Minuten kochen, 10 Minuten zugedeckt ziehen lassen, abseihen. Morgens und abends je einen viertel Liter trinken.

Tinkturen und Extrakte bei hohem Blutdruck

1) Zur Blutdrucksenkung:
Tinctura Alii sativi 30.0 (Knoblauch), Crataegus Urtinktur
(Weißdorn) 20.0, Extractum Visci fluid (Mistel) 30.0, Arnika D3
10.0, Kalium jodatum D4 10.0
Täglich 3mal 20 Tropfen in etwas Wasser einnehmen.

2) Zur Blutdrucksenkung:
Extractum Crataegi (Weißdorn) 20.0, Extr. Bursae pastoris
(Hirtentäschel), Extr. Visci (Mistel), Extr. Equiseti (Zinnkraut),
Tinctura Alii sativi (Knoblauch), Extr. Humuli fluid (Hopfen),
Extr. Taraxaci (Löwenzahn) aa 5.0
Täglich 3mal 20 Tropfen in etwas Wasser einnehmen.

3) Zur Anregung der Nieren bei nierenbedingtem Bluthochdruck:
Tinctura Solidaginis (Goldrute) 30.0
Täglich 3mal 20 Tropfen in etwas Wasser einnehmen.

Rezepte für pflanzliche Tropfen bei hohem Blutdruck und
Herzbeschwerden:

1) Bei nervösem Herz:
Extractum Crataegi (Weißdornextrakt) 10.0, Cactus D3 10.0,
Valeriana Urtinktur (Baldrian) 30.0
Täglich 3mal 20 Tropfen in etwas Wasser einnehmen.

2) Bei Herzangst, Beklemmungsgefühl, nervösem Herz:
Extractum Humuli lupuli (Hopfen), Tinctura Anserinae
(Gänsefingertinktur), Extr. Cacti (Königin der Nacht), Tct.
Carminativa, Extr. Frangulae (Faulbaumrinde), Extr. Crataegi
(Weißdorn), Extr. Melissae (Melisse), Extr. Levistici (Liebstöckel),
Extr. Passiflorae (Passionsblume) aa 5.0
Täglich 3mal 20 Tropfen in etwas Wasser einnehmen.

3) Bei Herzbeklemmung, Herzangst, Durchblutungsstörungen, zur Vorbeugung eines Herzinfarkts:
Tinctura Petasites (Pestwurz), Extractum Cacti (Königin der Nacht), Extr. Crataegi e Fructi (Weißdornextrakt mit Früchten), Extr. Ammi visnagae (Khella), Extr. Meliloti (Steinklee), Extr. Angelicae (Engelwurz), Extr. Taraxaci (Löwenzahn), Extr. Frangulae (Faulbaumrinde), Extr. Fuci vesiculosi (Blasentang, nicht bei Schilddrüsenüberfunktion), Extr. Levistici (Liebstöckel), Tct. Alii sativi (Knoblauchtinktur) aa 5.0, Ruta Urt. (Gartenraute) 10.0
Täglich 3mal 20 Tropfen in etwas Wasser einnehmen.

4) Tropfen bei nervösen Herzstörungen:
Extractum Crataegi fluid. (Weißdorn) 20.0, Spartium Urtinktur (Besenginster) 10.0, Leonurus cardiacus Urtinktur (Herzgespann) 10.0, Passiflora Urtinktur (Passionsblume) 10.0
Täglich 3mal 20 Tropfen in etwas Wasser einnehmen.

Rezepte für pflanzliche Tropfen zur Behandlung einer Herzschwäche:

1) Bei Herzschwäche und schnellem Puls (Tachykardie):
Tinctura Scillae (Meerzwiebeltinktur) 5.0, Extractum Crataegi (Weißdornextrakt) fluid. 10.0, Tinctura Valerianae (Baldrian) ad 30.0
Morgens und abends 20 Tropfen in etwas Wasser einnehmen.

2) Pflanzliche Tropfen bei Herzschwäche, schnellem Puls und einer Schilddrüsenüberfunktion (verursacht oft einen hohen Blutdruck):
Tinctura Spartii (Besenginster) 50.0, Leonurus Urtinktur (Herzgespann) 10.0, Lykopus (Wolfskraut) Urtinktur 10.0, Tinctura Valerianae (Baldrian) 30.0
Täglich 3mal 20 Tropfen in etwas Wasser einnehmen.

Herzkräftigend wirken nachstehende Tinkturen:

1) Adonis vernalis (Adonisröschen)
Täglich 3mal 15 Tropfen in etwas Wasser einnehmen.

2) Convallaria (Maiglöckchen)
Täglich 3mal 15 Tropfen in etwas Wasser einnehmen.

3) Crataegus (Weißdorn)
Rationalisiert den Herzstoffwechsel
Täglich 3mal 20 Tropfen in etwas Wasser einnehmen.

4) Oleander
Täglich 3mal 15 Tropfen in etwas Wasser einnehmen.

5) Scilla (Meerzwiebel)
Herzkräftigend und entwässernd.
Täglich 3mal 15 Tropfen in etwas Wasser einnehmen.

Wasseranwendungen bei Bluthochdruck

Altbewährt zur Behandlung und Vorbeugung des hohen Blutdrucks sowie zur Steigerung der körpereigenen Abwehrkräfte sind Wasseranwendungen nach Kneipp. Kneippanwendungen stärken das Herz, das Bindegewebe, fördern die Durchblutung, entgiften den Körper und regenerieren die Nervenkraft.

Die Wirkung des Wassers auf den Menschen ist verschieden und hängt von dessen Temperatur ab. Bei der Anwendung machen sich Reizwirkungen geltend, welche das Hormon- und Immunsystem stärken und auf den gesamten Körper kräftigend, beruhigend und wohltuend wirken. Wasseranwendungen bewirken ein Wärme-, Erfrischungs- und Kräftigungsgefühl. Außerdem können sie zu Hause geschehen.

Zur Beeinflussung der Durchblutung, der Blut- und Lymphgefäße sowie der Organe und Gewebe bedarf es der Anwendung verschiedener Temperaturen. Je nach Art der Krankheit benutzt man kaltes oder warmes Wasser.

Die Kaltwasseranwendung erniedrigt die Körpertemperatur, fördert den Stoffwechsel, wirkt physisch und psychisch anregend, abwehrsteigernd, entzündungswidrig, schmerzstillend und wohltuend auf den gesamten Körper.

Bitte beachten Sie: Vor jeder kalten oder temperierten "Kneippschen" Anwendung muß der Patient erwärmt werden. Machen Sie nie eine kalte Anwendung auf einen kalten Körper!

Die Warmwasseranwendung führt zur Erweiterung der Hautgefäße, beschleunigt die Durchblutung, die Schweiß-ausscheidung, wirkt krampflösend und wird zur Erhöhung der Körpertemperatur angewandt (Krebszellen, Viren und Bakterien sind empfindlich gegen eine erhöhte Körpertemperatur).

Klassische Kneipptherapie zur Steigerung der Abwehrkraft, Kräftigung des Herzens und des Stoffwechsels, der Blutgefäße, Förderung der Durchblutung und als Gefäßtraining:

Morgens Trockenbürsten und Taulaufen
Vormittags ein Wechselfußbad mit Rosmarin (entschlackt die Muskeln und das Bindegewebe)
Nachmittags Wechselkniegüsse
Abends Wassertreten in der Badewanne

Auflagen und Wickel regen den Stoffwechsel, die Entschlackung und somit die Abwehrkräfte des Körpers an.

Die Wirkung: Wärmeentziehend (bei halbstündiger Anwendung), wärmestauend (bei einstündiger Anwendung), schweißtreibend (bei zweistündiger Anwendung).

Zu jedem Wickel gehören: 1 grobes Leinentuch, 1 Zwischentuch aus Baumwolle, 1 bis 3 Wolldecken bzw. Wolltücher je nach Größe des Wickels.

a) Bewährt zur Stoffwechselanregung, Entgiftung und Entschlackung des Körpers ist ein Lenden- oder Leibwickel:

Er reicht vom unteren Rippenbogen bis zur Mitte der Oberschenkel. Man kann ihn auch als Schlankheits-, Beruhigungs- und Schönheitswickel bezeichnen. Er mildert Schmerzen, fördert die Verdauung, den Leberstoffwechsel, wirkt schlaffördernd und ist ein Stoffwechselaktivator, wenn er einige Wochen lang täglich abends angelegt wird. Dieser Wickel kann die Nacht hindurch liegen bleiben.

Ein mehrfach gefaltetes Leinentuch, das vom Rippenbogen bis zur Leistenbeuge den Leib bedeckt, wird in kaltes Wasser getaucht, in das etwas Salz oder Essig gegeben werden kann und dann ausgewrungen. Die Leibauflagen werden auch heiß angewendet, evtl. mit Abkochungen von Heublumen.

Der Patient liegt schon vorbereitet auf dem Zwischentuch und der Wolldecke. Diese Tücher werden gut anliegend so um den Körper gewickelt, dass sie die nasse Auflage überdecken.

b) Der Brustwickel:
Leinengröße 80 x 150 cm.
Der Brustwickel reicht von der Achsel bis zur Magengegend.

c) Der Nacken-Schulterwickel:
Leinengröße 150 x 150 cm.
Umschließt Nacken, Schultergürtel und Oberkörper. Das Leinentuch wird wie bei der Leibauflage kalt oder heiß angelegt.

d) Wadenwickel: Wirken ableitend, fiebersenkend und durchblutungsfördernd. Sie umfassen die Füße und die Unterschenkel. Diese Wickel werden kalt angelegt. Dem Wasser kann Salz oder Essig beigegeben werden. Bei Frauen nicht während der Menstruation anlegen.

e) Ein täglicher Leberwickel unterstützt die Leber bei der Entgiftungsarbeit und die Blutdepots werden mobilisiert: Dafür eine Wärmflasche mit heißem Wasser füllen (die Luft vor dem Verschließen herausdrücken), in ein feuchtes Leinentuch wickeln und unterhalb des rechten Rippenbogens auf die Haut legen. Ein trockenes Handtuch auf den Wickel geben und mit einer Decke zudecken. Eine Stunde ruhen.

Güsse und Bäder

Die Wirkung: Kneipp-Güsse kräftigen das Herz, das Bindegewebe, fördern die Durchblutung, unterstützen den Stoffwechsel bei der Entgiftung, steigern die Abwehrkraft und halten die Blutgefäße elastisch.

Einen kalten Wasserstrahl am rechten Fuß außen hoch bis zur Leiste wandern lassen, dann auf der Innenseite wieder zurück zum Fuß. Am anderen Bein wiederholen. 3mal täglich anwenden.

a) Der Arm- und Beinguß: Dieser kann kalt, temperiert, heiß (38 bis 40°C) oder im Wechsel gegeben werden. Geht prima in der Badewanne mit dem Duschschlauch (den Duschkopf vorher abschrauben) oder mit einem normalen Gartenschlauch.

b) Das kalte Halbbad: Wirkt stoffwechselanregend, abhärtend, schlaffördernd und herzstärkend. Die Wanne bis zum Nabel mit Wasser füllen. Die Dauer: 6 bis 10 Sekunden.

c) Das kalte Armbad: Wirkt stoffwechselanregend, kreislauf-anregend und herzstärkend.

Eintauchen beider Arme ca. 20 Sekunden bis über die Ellenbogen in eine Armbadewanne oder in das Waschbecken, gefüllt mit kaltem Wasser. Die Arme anschließend nicht abtrocknen, sondern nach 1 Minute nur abstreifen.

Das Armbad ist auch im Wechsel sehr zu empfehlen. Hierfür beide Arme 4 Minuten in heißes Wasser (38 bis 40°C), dann 5 bis 10 Sekunden in kaltes oder temperiertes Wasser eintauchen.

Ebenso kann das Armbad auch ansteigend genommen werden. Mit 36°C beginnen und innerhalb von 15 Minuten auf 41 bis 43°C steigern. Hier kann wie beim Wechselarmbad dem heißen Wasser auch ein Heublumenabsud beigegeben werden. 2mal wiederholen.

d) Das kalte Fußbad: Die Beine bis zur Mitte der Unterschenkel 6 bis 10 Sekunden in kaltes Wasser tauchen, dann wieder erwärmen. Maximal noch 2mal wiederholen.

e) Das Wechselfußbad und das ansteigende Fußbad: Hier sind die Zeiten und Temperaturen gleich wie beim Wechselarmbad und ansteigenden Armbad.

f) Bei kalten Füßen (sind oft die Auslöser von Blasenentzündungen und Erkältungen): 15 Tropfen Rosmarinöl und je 2 Esslöffel Milch und Meersalz ins 39°C warme Fußbadewasser geben.

g) Machen Sie wechselwarme Knie- und Schenkelgüsse.

h) Geniessen Sie ein Wellness-Bad zur Herzkräftigung und Anregung des Stoffwechsels: 224 g Lavendel, 224 g Thymian, 224 g Rosmarin, 14 g Gewürznelken, 14 g Zinkum metallicum, 14 g Pfefferminze. Alles 2 Stunden vor dem Bad einweichen, dann komplett ins Badewasser geben.

i) Man sollte das Körpergewebe durch regelmäßige Basenbäder entschlacken und mit Mineralstoffen versorgen. Ein Mineralstoffbad (Apotheke) fördert die Reinigung über die Haut. Das basische Milieu regt den Körper an, Säuren auszuscheiden. Geben Sie 3 Esslöffel (oder je nach Empfehlung auf dem Beipackzettel) ins Wasser. Baden Sie 30 Minuten bei 38-40 Grad.

Waschungen

Die Wirkung: Stoffwechselanregend, abwehrsteigernd, wirken kräftigend auf Körper und Nerven, sind durchblutungsfördernd, leicht fiebersenkend und schlafbringend.

a) Die Oberkörperwaschung: Ein zusammengefaltetes Leinenhandtuch oder einen Waschhandschuh in frisches kaltes Wasser tauchen, ausdrücken (darf nicht mehr tropfen) und den Oberkörper am rechten Arm beginnend in Richtung zum Herzen abwaschen. Hinterher nicht abtrocknen.

b) Die Unterkörperwaschung: Den Unterkörper von der Gürtellinie abwärts bis einschließlich der Fußsohlen abwaschen.

c) Die Ganzkörperwaschung: Den gesamten Körper wie bei der Oberkörperwaschung abwaschen.

d) Die Leibwaschung (Bauchwaschung) wirkt ausgleichend auf den Darm und die Verdauungsorgane:

Vor dem Schlafengehen alles vorbereiten, im Bett warm werden, dann mit einem feuchten Waschlappen den Bauch von rechts nach links (entlang des Dickdarmverlaufes) kreisend 20 bis 30mal feucht abreiben.
Machen Sie die Leibwaschungen 4 Wochen lang täglich. Nach 14 Tagen Pause, dann wiederholen.

Weitere Anwendungen zur Behandlung und Vorbeugung des Bluthochdrucks:

a) Das Trockenbürsten: Eine Bürstenmassage bis zur leichten Rötung und Erwärmung, idealerweise nach dem Bad, kräftigt das Bindegewebe, fördert die Durchblutung, den Abtransport von Stoffwechselschlacken und steigert die Abwehr.

Beginnen Sie mit der rechten Körperseite: Fuß, dann hoch zum Oberschenkel, Arm und zum Schluss Bauch, Brust und Po. Dann die linke Seite.

Wichtig: Immer in kreisenden Bewegungen in Richtung Herz bürsten, nicht schrubben! Hinterher gut eincremen mit einer Mischung aus der biochemischen Salbe Nr. 10 Natrium sulfuricum (entwässert) und Nr. 11 Silicea (glättet die Haut und stärkt das Bindegewebe).

b) Regelmäßiges Spazierengehen in frischer Luft.

c) Mehrmals täglich tiefe Bauchatmung fördert die Durchblutung des Herzens, der Leber und der Verdauungsorgane.

d) 1 bis 2mal wöchentlich gezielte Bindegewebsmassagen vom Fachmann regen über die Reflexzonen auf der Haut die Organe und den Stoffwechsel an.

e) Wassertreten: Am besten vor dem Schlafengehen. Nach vorheriger Erwärmung des Körpers durch die mit kaltem Wasser bis zur Wadenmitte gefüllte Badewanne schreiten. Die Dauer: Eine halbe bis 1 Minute.

f) Machen Sie feuchte und kalte Abreibungen und Abwaschungen an Beinen und Oberkörper (nur bei warmem Körper), dann ins Bett. Feuchte Abreibungen des Körpers kräftigen das Herz, fördern die Durchblutung, den Stoffwechsel, den Abbau von Säuren und aktivieren die Regenerations- und Abwehrkräfte Ihres Körpers.

g) Machen Sie Wechselduschen: Stellen Sie beim Duschen mehrmals das kalte Wasser an, im Wechsel zum Warmwasser. Beenden Sie die Dusche mit kaltem Wasser. Vom Wechselduschen profitiert Ihr Stoffwechsel, das Hormon- und Immunsystem, die Durchblutung und der Kreislauf werden gestärkt.

h) Zur Kräftigung und Entschlackung der Lunge (die Sauerstoffaufnahme für einen gesunden Stoffwechsel wird dadurch optimiert):

Eine Wärmflasche zu drei Viertel mit heißem Wasser füllen und in ein feuchtwarmes Frotteetuch einwickeln. Nur mit einer Seite des entblößten Rückens darauf liegen. Zum bequemeren Liegen kann man unter die andere Körperseite eine zusammengelegte Decke legen, die als Höhenausgleich dient.

Die Behandlungszeit beträgt 20 bis 25 Minuten. Eine zweite Behandlung des anderen Lungenflügels soll erst nach 5 Tagen erfolgen, weitere Behandlungen erst nach 3 Wochen. Um zu starke Reaktionen zu vermeiden, niemals beide Lungenflügel gleichzeitig behandeln.

i) Sehr gut sind Klatschkompressen zur Kräftigung des Stoffwechsels, des Immunsystems, der Herz- und Lungenfunktion, zur Ausscheidung von Säuren, Verbesserung der Sauerstoffaufnahme sowie der Gehirn- und Herzdurchblutung:

Es genügt ein kleiner Holzstock, zum Beispiel ein Kochlöffel, der am einen Ende mit einem Leinenlappen oder Mull umwickelt wird, so daß ein etwa daumenballengroßer Knäuel entsteht. Der Patient sitzt mit entblößtem Oberkörper auf einem Hocker. Der Stempel wird in heißes Wasser (nicht in kochendes, da es sonst zu Verbrennungen kommt) getaucht und sofort auf den oberen Rücken neben der Brustwirbelsäule gedrückt, so daß eine intensive Hautrötung entsteht. Meist genügt schon ein kurzer Druck auf die Haut, um eine Rötung (Durchblutungssteigerung) hervorzurufen. Natürlich muß vor jeder neuen Anwendung der Stempel zuerst ins heiße Wasser getaucht werden.

j) Viel barfuß laufen wirkt kräftigend auf die Blut- und Lymphgefäße, ist verdauungsfördernd und stärkt das Immunsystem. Wegen der vielen Reflexzonen auf den Fußsohlen zur Behandlung einer Hypertonie sollten Sie zu Hause auch einen Fußroller aus dem Fachhandel anwenden.

k) Aktiv schwitzen, also durch Sport oder körperliche Arbeit, ist noch effektiver zur Stärkung des Herz-Kreislaufsystems, des Stoffwechsels, Bindegewebes (wichtig bei Wassereinlagerungen) und des Immunsystems als ein Saunabesuch.

Altbewährt zur Stärkung der Durchblutung, des Herzens, der Abwehrkraft, des Stoffwechsels und zur Regeneration der Nervenkraft:

a) Der wärmeempfindliche Typ (meist korpulente Menschen) sollte abends Wassertreten, sich dann kalt waschen, abschließend einen kalten Knieguß machen, nicht abtrocknen, noch feucht den Schlafanzug anziehen und ins vorgewärmtes Bett gehen.

b) Der kälteempfindliche Typ macht abends ein ansteigendes Fußbad, anschließend eine warme bis heiße Waschung und geht dann ins Bett. Am Morgen empfehle ich das Trockenbürsten des ganzen Körpers.

c) Kalte Wadenwickel kräftigen die Blutgefäße der Beine und stärken das Nervenkostüm.

Ein Klassiker zur Belebung der Organe, zur Nervenstärkung, bei chronischen Kopfschmerzen und zur Stärkung der Abwehrkräfte ist das "Kuhnsche Reibesitzbad": Bespritzen und Waschen des Unterleibs mit kaltem Wasser.

Zum Schluß noch ein fast vergessenes altes Hausmittel zur Stärkung der Nieren (wichtig bei hohem Blutdruck), des Stoffwechsels sowie des Hormon- und Immunsystems: Umschläge mit angewärmtem Preßsaft aus rohen Kartoffeln auf die Nieren und anschließend um die Knie legen. 15 Minuten je Auflage.

Nachwort

Bestimmt haben Sie beim Lesen dieses Buches viel Interessantes und Neues entdeckt. Mehr umfangreiche Informationen für Ihre Gesundheit finden Sie in meinen weiteren Büchern und eBooks sowie in der Gesamtausgabe:

Gesundheit mit Naturheilkunde - Klassische Naturheilkunde für Jedermann

Ich wünsche Ihnen viel Erfolg bei der Behandlung einer Hypertonie, Lebensfreude und vor allem Gesundheit. Wenn Sie von mir persönlich beraten werden möchten, biete ich Ihnen hierfür auch meine Online-Beratung an. Informationen finden Sie auf meiner website.

Robert Kopf

Printed in Poland
by Amazon Fulfillment
Poland Sp. z o.o., Wrocław

91061121R00056